腰のケアの基本

腰痛のサイン・鈍重感を見逃すな!

健康リハビリテーション内田病院院長
内田泰彦

よみうりランド慶友病院診療部長
黒柳律雄

東京健康リハビリテーション
総合研究所所長
東京大学名誉教授
武藤芳照 監修

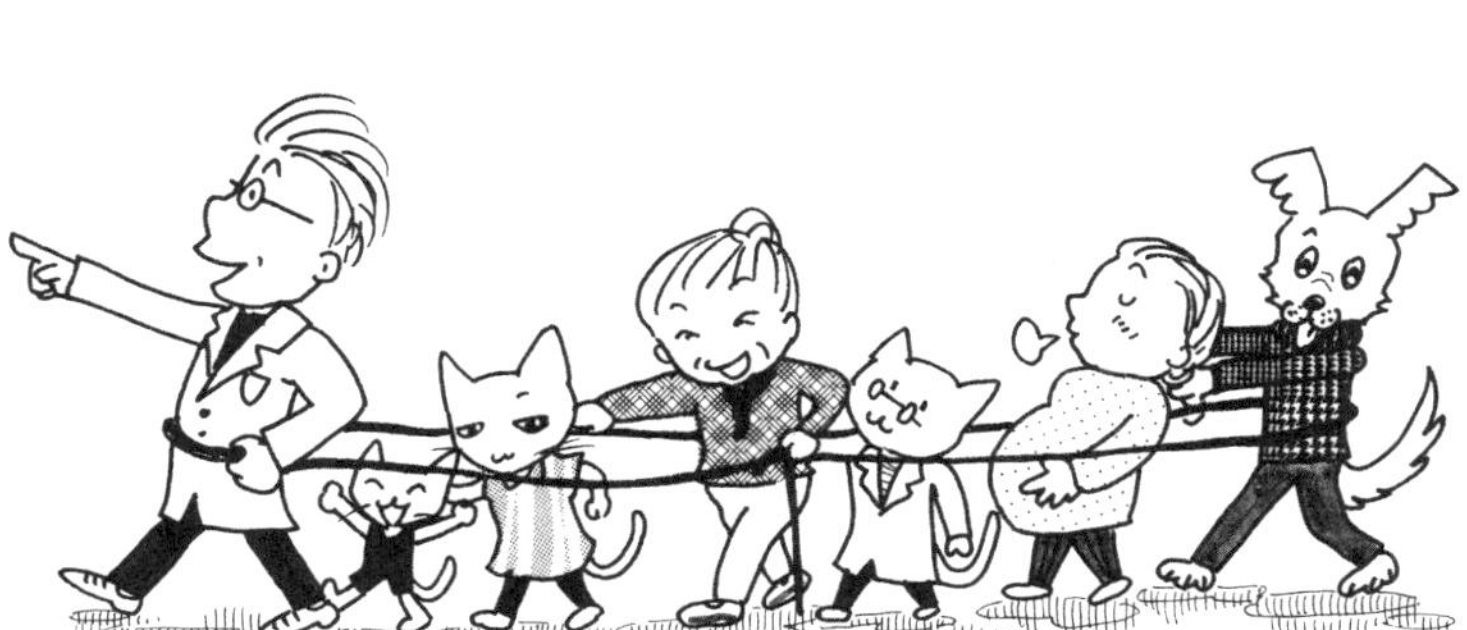

イラスト:久保谷智子

論創社

はじめに

「むずかしいことをやさしく、やさしいことをふかく、ふかいことをおもしろく」（井上ひさし）と言われます。医学・医療の言葉、病気や症状、診断・治療方法、リハビリテーション・予防の内容などを、患者さんや一般市民の方々によくわかるように説明するのはなかなかむずかしいものです。

「むずかしいことをむずかしく」語る医師、大学教授、看護師、理学療法士などの専門家も少なくありません。患者さんやある病気・症状の悩みや不安を有している方々が、理解し、予防や症状の改善に結びつく生活習慣・行動に移すためには、意識づけできるよう、説明の仕方や表現方法を工夫することが大切です。

腰痛は、「直立二足歩行を獲得した人類の宿命」とまで言われるように、ほとんどの人々が人生のうちに一度は経験する症状です。中には、腫瘍、感染症、神経障害、内臓の病気などの重い病気が原因のこともありますが、レントゲンやＭＲＩ、血液検査などでも異常がなく、原因が特定できない「腰痛症」という症状名を病名とせざるを得ないものが八割を超えるとされています。

こうした腰痛症への対策としては、自分の日常生活を振り返り、姿勢・動作・運動習慣・食習慣など、不適切なことを改善し、「生活習慣病としての腰痛」を軽減・再発予防に結びつける努力と工夫が必要です。

本書では、腰痛を自覚する前に体感するであろう腰の「鈍重感（どんじゅうかん）」に注目することを提唱しています。また、本書のもう一つの中核である骨盤を主体とした新たな徒手治療法（内田式骨盤徒手治療法／ＵＰＭ：Uchida Pelvic Manipulation）も有力な選択肢の一つとなるでしょう。

腰痛の治療は、実にむずかしいものです。だからこそ、毎日毎日、医療機関に腰痛を主訴に訪れる患者さんが多くあり、また、いわゆる「腰痛本」も、毎年数多く出版されるとともに、新聞・雑誌・テレビなどでも繰り返し腰痛の話題が取り上げられるのです。

本書は、そのむずかしい腰痛のことを「やさしく、ふかく、おもしろく」読者に理解していただくために、文章表現、図表、写真、イラストを工夫しました。

また、腰痛に悩む方々が明日への希望を見いだせるように、ユーモアと明るく前向きなメッセージも随所に組み入れました。

「意識が変われば行動が変わる　行動が変われば習慣が変わる　習慣が変われば運命が変わる　運命が変われば人生が変わる」と伝えられている通り、腰痛の不安や悩みを有する方々の人生の希望に結びつく意識の変革に役立つことを願っています。

最後に、本書の制作・発刊にあたり、ご尽力いただいた論創社の森下紀夫代表取締役及び北村正之顧問、編集担当の福田恵さんに感謝いたします。

二〇一九（令和元）年一一月

東京健康リハビリテーション総合研究所所長・東京大学名誉教授　武藤　芳照

腰痛のサイン・鈍重感を見逃すな！／目次

第3章 最新メソッド――「内田式骨盤徒手治療法」

第1章

腰の鈍重感とは——腰痛の黄信号

1 鈍重感は腰痛のリスク

「腰」という漢字は、からだに関する文字を作る「月（にくづき）」に「要（かなめ）」と書きます。人のからだの要とも言うべき「腰」は、日常の生活動作や、歩く・走る・跳ぶ・蹴る・投げる・泳ぐなどのさまざまな運動・スポーツの動作の要でもあります。「腰が強い」「腰が入る」「腰を入れる」「腰を割る」などの表現は、相撲をはじめ各種スポーツの姿勢・動作の指導などの際にも用いられ、からだの使い方の中での腰の重要さを示しています。

その腰に痛みをきたす腰痛は、四足歩行動物から直立二足歩行を営む動物に進化した人類が背負わされた宿命とも言うべきからだの痛みです。腰痛は、八割もの人が、その生涯で一度は経験すると言われるほど、身近な症状です。日本国民が有している症状（愁訴）の第一位が腰痛であることが、よく知られています（図1）。

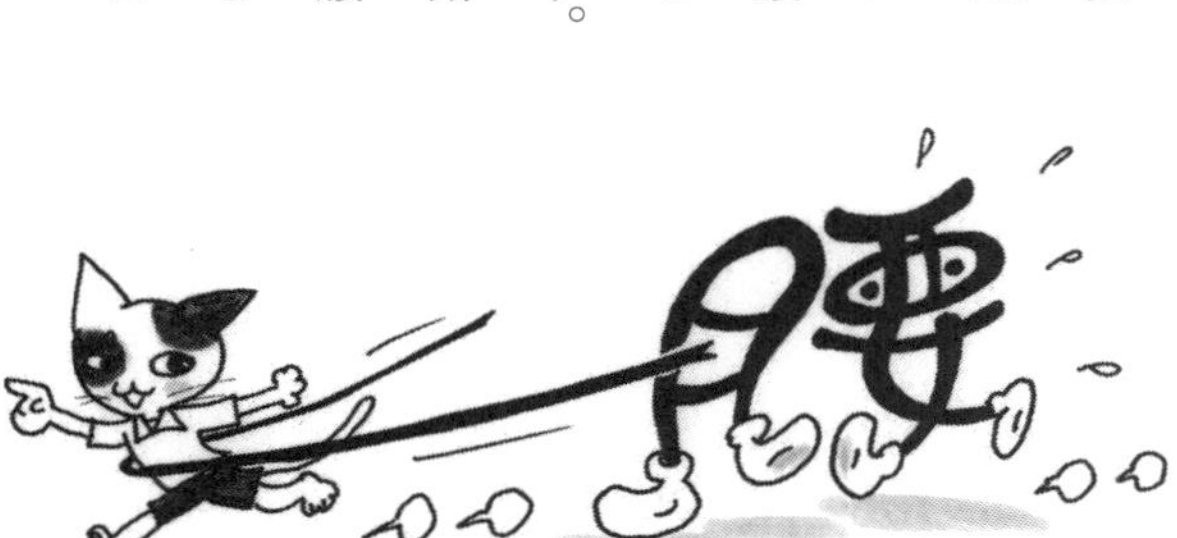

図1　腰痛は日本国民に見られる愁訴の第一位

有訴者数（人口千対）

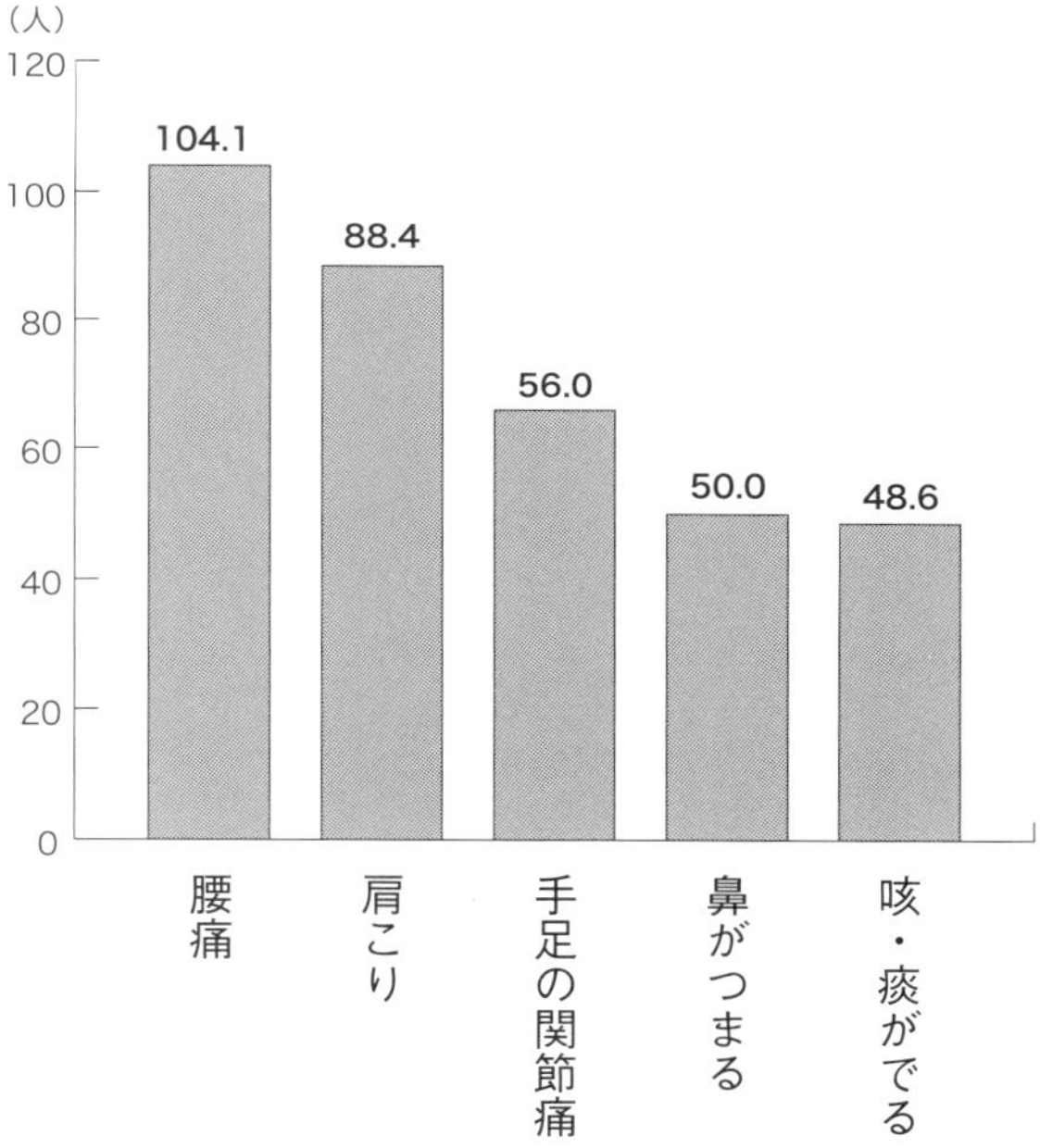

※ 愁訴：患者が訴える症状のこと

出典）国民生活基礎調査、2016年

重い物を無理な姿勢で持ち上げた時や、寒い日に準備運動をしないで急にゴルフクラブを思い切り振って激しい腰痛を起こす、などの事例は枚挙にいとまがありません。無理な姿勢や準備運動の不足が腰痛のきっかけであることは間違いありません。しかし、実は、振り返ってみると、そうなる前から、腰の「鈍重感《どんじゅうかん》」が生じていることが多いのです。腰痛は、ある意味で生活習慣病とも言えます。運動不足、日頃の生活動作や仕事上の動作での腰への負担、精神・心理的なストレス、肥満傾向などが積み重なった結果、ある時に何かのきっかけにより腰痛が発生します。そして、その前には、腰が重い、重苦しい、鈍い、違和感などの腰の「鈍重感」が生じることが多いのです。腰の鈍重感は、腰痛のリスクであり、間もなく深刻な腰痛が起きる危険性を知らせてくれる警告（アラーム）サイン、いわば、交通信号の「黄信号」なのです。その「黄信号」を見逃さず、早めに適切に対処すれば、「赤信号」の腰痛を起こすことも、腰痛に悩まされて普段の生活や仕事、スポーツなどを休止しなければならない事態も防ぐことができるのです。

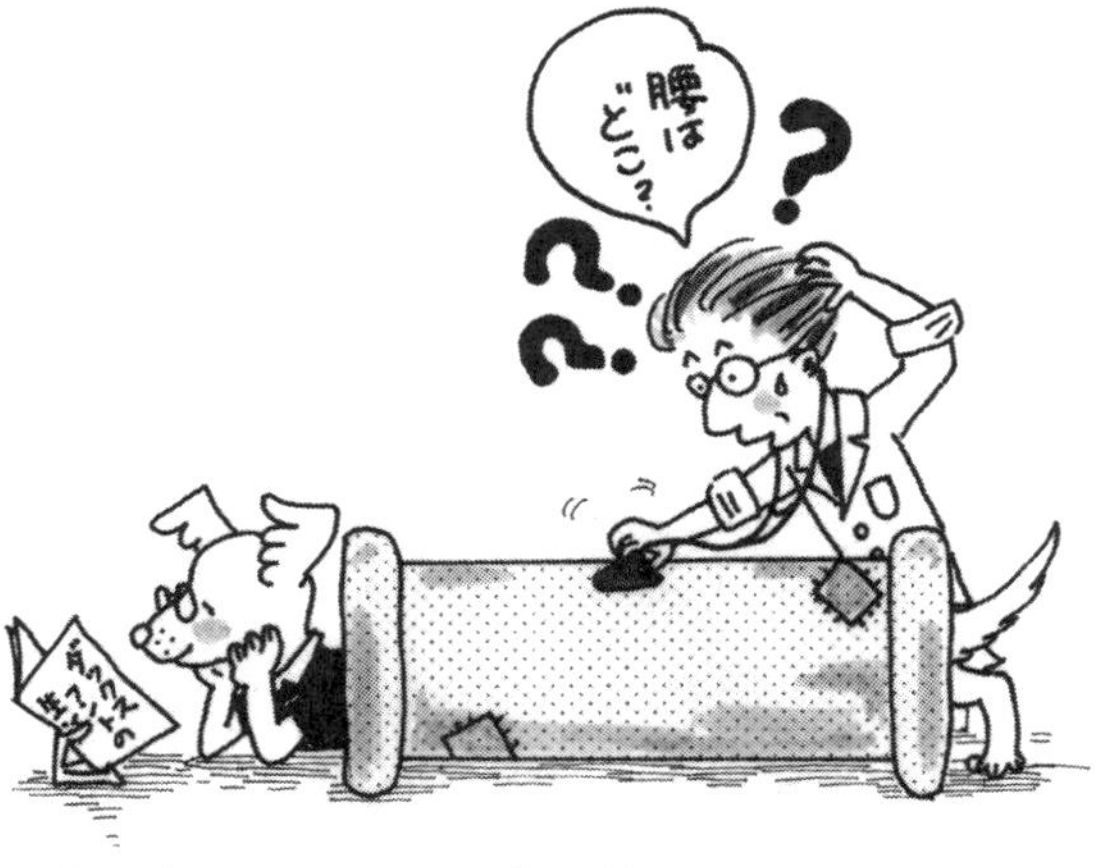

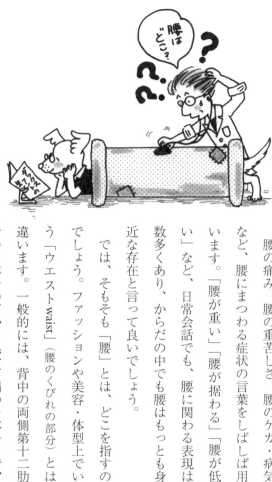

(1) そもそも「腰」ってどこ？

腰の痛み、腰の重苦しさ、腰のケガ・病気など、腰にまつわる症状の言葉をしばしば用います。「腰が重い」「腰が据わる」「腰が低い」など、日常会話でも、腰に関わる表現は数多くあり、からだの中でも腰はもっとも身近な存在と言って良いでしょう。

では、そもそも「腰」とは、どこを指すのでしょう。ファッションや美容・体型上でいう「ウエストwaist」（腰のくびれの部分）とは違います。一般的には、背中の両側第十二肋骨のレベルの下から尾骨下端のレベルまで、側腹部から背側の範囲を示します（図２）。そ

図2　腰とはどこか

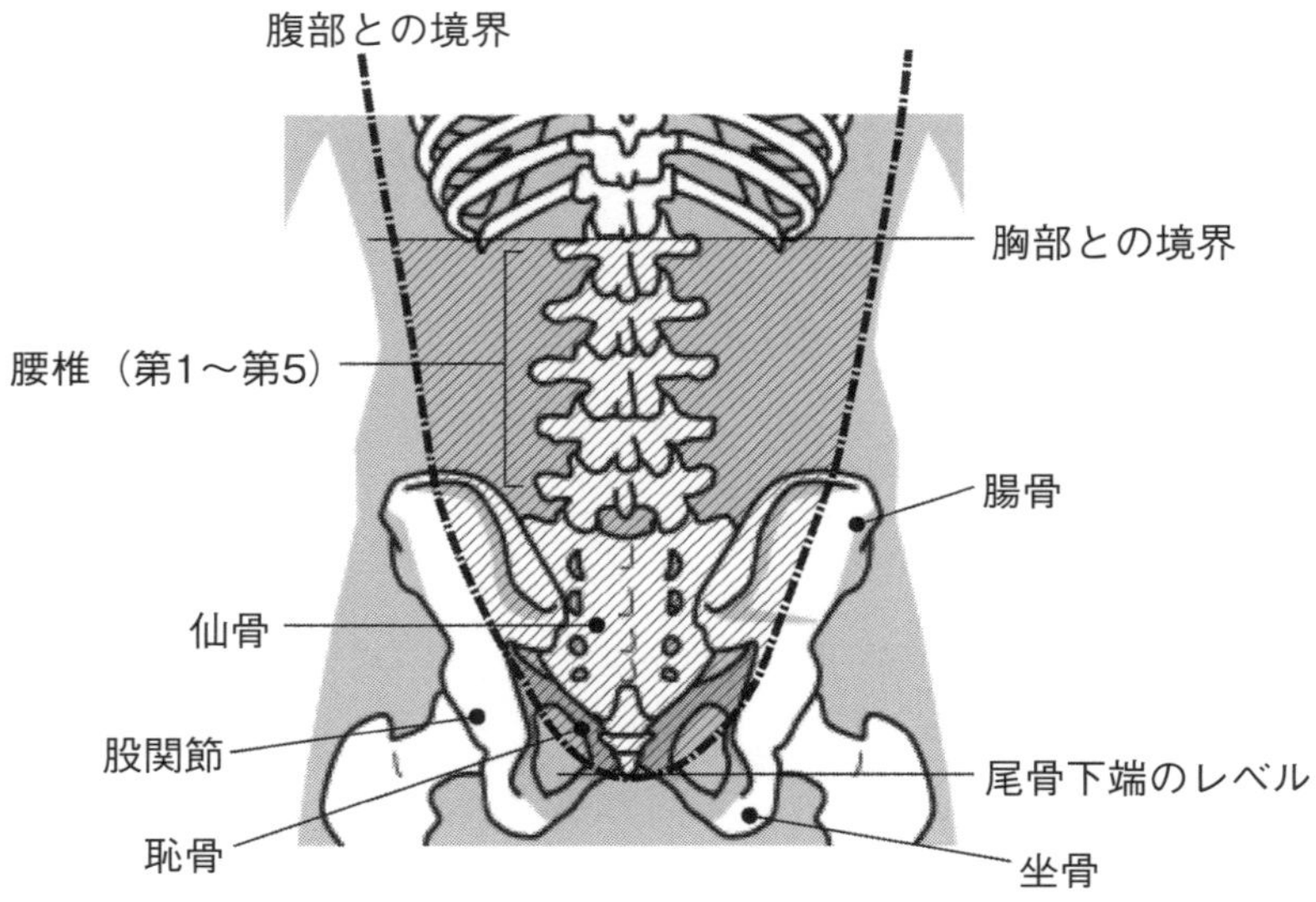

出典）高橋弦:「一次医療における非特異的腰痛の診療」(Journal of Spine Research 9, 1055-1061, 2018）を参考に作成

の内部には、直腸、膀胱、子宮などの内臓があり、五つの腰椎及び骨盤〔寛骨（腸骨・恥骨・坐骨）、仙骨、尾骨、三三ページの図４参照〕の一部、その筋肉群、じん帯群が含まれています。ちなみに、英語では腰痛を「ローバックペイン（low back pain）」や「ランベイゴウ（lumbago）」と表現します。特に骨盤を意味する「ペルビス（pelvis）」あたりの痛みであることを強調する時は「ペルヴィックガードルペイン（pelvic girdle pain）」、前に述べた腰の広い部位で起きた痛みは両者を合わせ「ローバックアンドペルビックペイン（low back and pelvic pain）」あるいは縮めて「ランブペルビックペイン（lumbopelvic pain）」と呼称することが多いようです。「名は体を表わす」と言いますが、脊椎や背中の下を意味する「ローバック（low back）」に加えて、骨盤を意味する「ペルビス（pelvis）」をその言葉の中に含めて表現していることがポイントなのです。

腰痛の原因の多くはこの腰の部位にありますが、骨盤と連結する股関節や胸椎、上肢の動作と関連する肩甲骨や胸郭にその原因や誘因があること

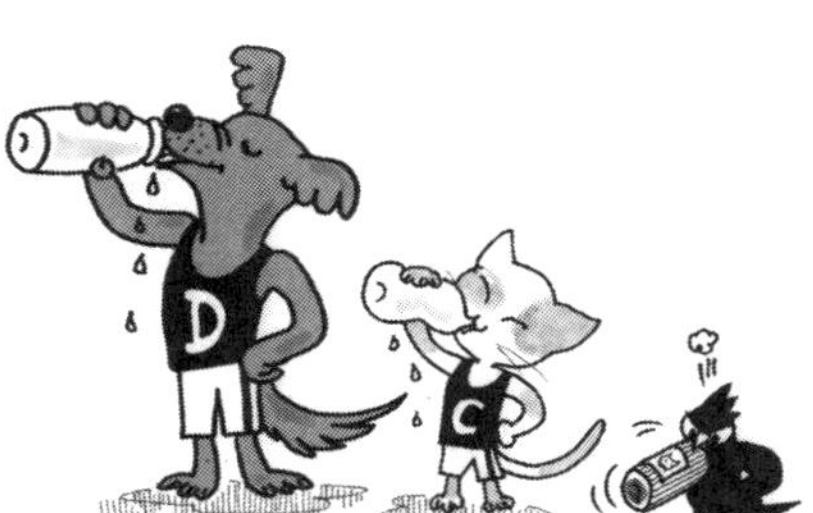

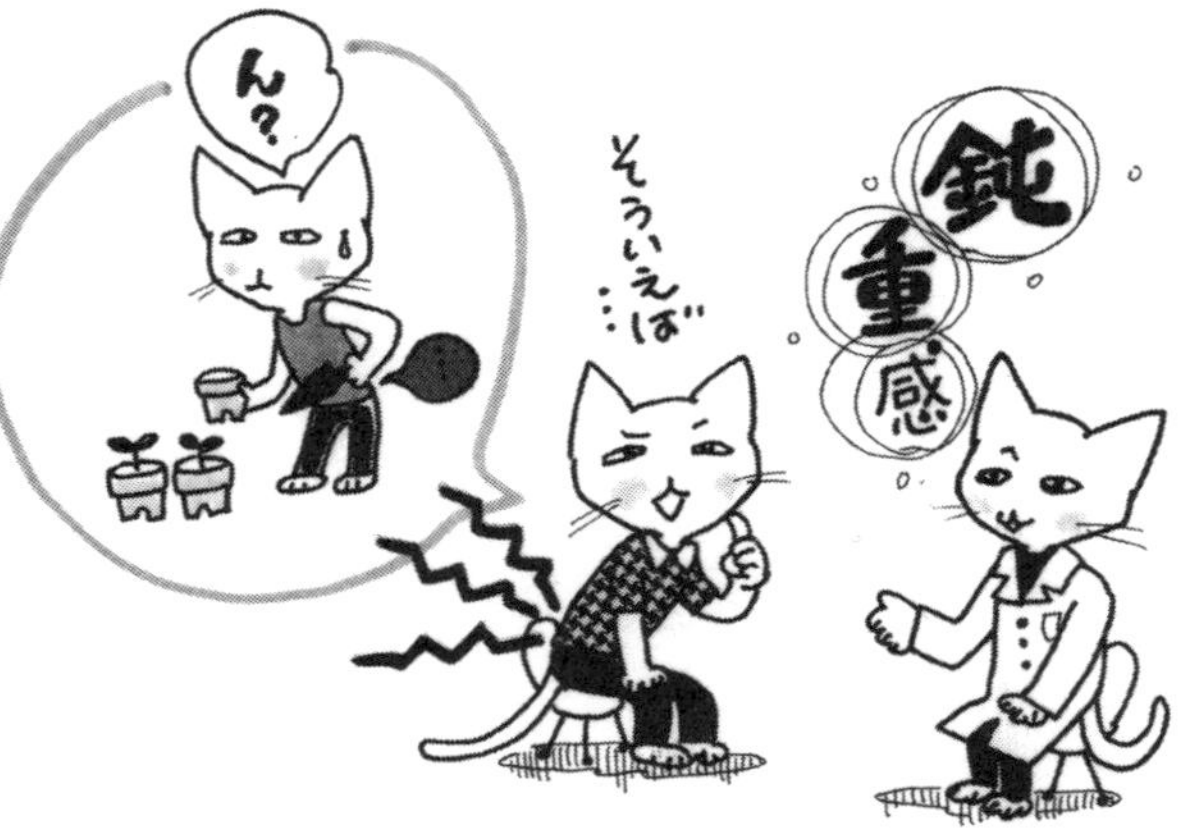

も少なくありません。ちなみに、銭湯や温泉に入って出た後、立ったまま牛乳を飲む時に「腰に手をやる」人が多いのですが、ほぼ正確に「腰」に触れているようです。

(2) そもそも鈍重感って何？

鈍重感とは、読んで字の如く、鈍く重い感覚を表します。「キリキリ」「チクチク」「ズキズキ」などの鋭い痛みではなく、なんとなく感じる軽い感覚でもありません。患者さんは、「重苦しい」「どんより重い」「強い違和感」「身の置き所のない不安な感覚」「そこの筋肉が不揃いになったような落ち着かない感覚」などと訴えます。

腰の鈍重感とは、「腰のここが痛くてつらい」とはっきり表現できるほどの強い感覚ではなく、それほど大きな支障をきたすことなく日常生活を送ることはできているので、「今すぐにでも取り除いてほしい」という切迫さはないのですが、「何か気になる」「できれば取り除きたい」「なくしたい」腰の鈍く重い不快感と言えば良いでしょうか。

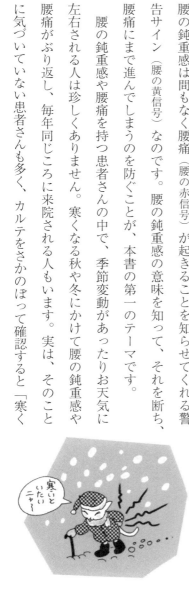

それを放置してそれまでと同様の生活・仕事・スポーツ・活動を続けていると、ある時急激な強い腰痛に見舞われることが多いのです。つまり、腰の鈍重感は間もなく腰痛（腰の赤信号）が起きることを知らせてくれる警告サイン（腰の黄信号）なのです。腰の鈍重感の意味を知って、それを断ち、腰痛にまで進んでしまうのを防ぐことが、本書の第一のテーマです。

腰の鈍重感や腰痛を持つ患者さんの中で、季節変動があったりお天気に左右される人は珍しくありません。寒くなる秋や冬にかけて腰の鈍重感や腰痛がぶり返し、毎年同じころに来院される人もいます。実は、そのことに気づいていない患者さんも多く、カルテをさかのぼって確認すると「寒く

なると病院に来る」という法則が見いだされ、それを伝えると驚く人も結構いるのです。

元来、人の皮膚には温かさと冷たさを感じるセンサー（感知器）が備わっています。外気温が低い時には冷たさを感じるセンサーが感知するのですが、あまりに冷たい時には痛覚のセンサーが働きます。すなわち、冷たさを痛みとして感じるのです。この仕組みが、寒い時に痛みが強くなる人が多い要因の一つだとされています。

次に、お天気と痛みですが、「今日はお天気が悪いから痛みがある」と主張する人が少なからずいます。曇りの日、あるいは雨模様の日にはいつも以上に痛みが強くなるようですが、このような痛みを「天気痛」と呼ぶことがあります。腰の鈍重感や腰痛を強く感じるから「間もなくお天気が悪くなる」と気象予報士並みに解説してくれる人もいます。全ての人に当てはまるわけではないので、「気のせい」とか「思いこみ」と片付けられてきたこともしばしばありました。

しかし、最近、そのメカニズムの一端が解明されました。

耳の奥の内耳には気圧変化を感知する気圧センサーが備わっています。このセンサーが敏感な人は、低気圧が近づいたことをいち早くキャッチして脳に伝え、痛み神経につながる自律神経を興奮させることが天気痛のメカニズムである、というものです。つまり、お天気の変化で痛みを生じる人は、耳の気圧センサーが敏感で、かつ、痛みに関する自律神経の働きが鋭い人なのでしょう。

(3)「危険な腰痛」には要注意！

腰痛で病院に来られた患者さんの中には、「もしかしたら内臓が原因の腰痛なのではないでしょうか?」とおずおずと質問する人が少なくありません。その心の根底にあるのは、「もし筋肉や骨などが原因の腰痛ならば、すぐに命が危ないわけではないけれど、これが内臓の病気が原因ならば、グズグズせずに早く手を打たなければ」との思いのようです。とりわけ、親族や友人・仲間にそうした経験のある人がいれば、当然持つ疑問であり不安でしょう。

では、内臓による腰痛の頻度ですが、結論から言えば、「極めてまれだけれども、ないわけではない」といったところでしょうか。

医師の中にも、日常診療で「もしかしてこの腰痛は内臓関係か?」と疑うことなく過ごしてしまい、のちに実は腎臓や膵《すい》臓などの内臓が関わっていたとわかって、冷や汗をかいたという苦い経験を持つ者もいます。

腎臓の病気で腰痛

三〇代の女性の腰痛に関わるH医師の冷や汗体験です。知人の一人でもあるその女性から背中の痛みについて相談を受けました。診察時に、一般の腰痛より少し上方に痛みがあることが気にはなりましたが、体幹の動きも良いし、ましてや神経の症状もないので心配ないと判断し、そのように本人に伝えました。しかし、後日その女性から、「診察の翌日に熱が出たので内科に行ったところ、腎盂腎炎だって。腰痛の原因はこれだったの」と報告がありました。その瞬間、まさしく冷汗三斗《れいかんさんと》の思いとなり、素直に診断の誤りを謝罪したH医師。そう言えば、確かに診察時に「寝ていても痛い」と彼女は訴えていたのです。その言葉に注意を払わなかったことがポイントでした。

このように「寝ていても痛い」「じっとしていても痛い」など安静時に痛みがあるかどうかが、重篤な病気もあり得る「運動器*以外が原因の危険な腰痛」と「運動器そのものに原因がある腰痛」を判断する際に、大いに役立ちます。つまり、「横になる、ないしは動かずに安静を取ることで腰痛が軽減」すれば、運動器が原因の一般的腰痛です。一方、「どんな姿勢を取っても、あるいはいくら安静にしていても痛みが去らない腰痛」は、もしかしたらすぐに手当てが必要な「危険な腰痛」かもしれないのです。

大動脈の病気で腰痛

腰痛を伴う内臓の病気には、先ほど触れた腎臓の病気の他、内臓の中でも背中側に位置する膵臓の病気や、さらには大動脈の異常なども挙げられます。大動脈は心臓から出て、背骨のすぐ脇を走り、下肢へ大量に血液を送る直径二センチメートルから三センチメートルの太く大きな血管です。この大動脈の一部が何らかの原因でコブのように膨らむ場合があります。ゆっくり膨らむ場合は無症状のことが多いのですが、

＊**運動器**　体を動かしたり支えたりする器官。骨・軟骨、脊椎・関節、筋肉、じん帯、腱などの総称。

いったんこれが破裂すると激痛を生じ、命に関わる重篤な状態を起こすことがあります。直径五センチメートル以上のコブになると破裂する確率が高くなり、破裂を未然に防ぐためには手術が必要になります。

腰痛との関連では、このような事例があります。ある患者さんが腰背部痛を訴えて救急外来を受診したのですが、相当な痛みにもかかわらず、痛みの部位が漠然としていて、しかも痛みの部位が移動したというのです。また、別の患者さんは自宅で靴を履いた時に激しい腰痛が出て受診したところ、当初は「ギックリ腰」の症状だったので鎮痛剤を服用するなどしている間に、やはり痛みが腹のみぞおちあたりに移動したのです。「おかしいな!」とピンときた救急部の担当医が腹部CT検査をしたところ、どちらの患者さんも大動脈の解離*が判明し、すぐに手術をしてことなきを得ました。

＊ **大動脈解離** 大動脈は高い圧力（血圧）に耐えられるように、丈夫な三層構造（内膜、中膜、外膜）からなっています。しかし長期間続いた高血圧や動脈硬化などが原因で内側の壁が劣化して内膜が裂け、そこに流れ込んだ血液によって中膜が外膜から剝がされてしまいます。この状態を大動脈解離と言います。

これは担当のドクターのお手柄でした。こうした内臓や大血管の病気・異常による危険な腰痛もあり、その場合には、速やかな診断と処置が必要なのです。

腰痛は怒りだ

一方で、こういうこともあります。腰痛で受診して、血液・尿検査やレントゲン写真などの結果、何も異常がないと診断が下っても、「それでも痛い」と患者さんが訴えると、医師から「心因性、気のせい、精神科領域のもの」と突き放されて途方に暮れる人が少なくありません。「腰痛は怒りだ」という言葉がありますが、それによると精神・心理的ストレスが腰痛の最大・唯一の原因であるというものです。中には、そのストレスの源を除いたら、腰痛がきれいに消えた例もあります。しかし現実問題として、一般的な検査では原因が見つからない腰痛も少なくないのです。

(4) ひと口に腰痛と言っても……

腰痛の診断はむずかしく、いろいろな検査を行っても原因を特定することは容易ではありません。一般的には、急性腰痛（突然激しい痛みが走るもの）と慢性腰痛（三カ月以上持続するもの）に分類し、「特異的腰痛」（医師の診察や画像検査などで原因を特定できるもの）と原因が特定できない腰痛「非特異的腰痛」に分けられます。

特異的腰痛には、昔から「四十腰」と呼ばれている腰椎椎間板ヘルニア（坐骨神経痛）や脊柱管狭窄症、骨粗しょう症による脊椎圧迫骨折、腰椎分離症、脊椎炎、ガンの脊椎転移など、腰部を構成する骨・脊椎に異常をきたした場合が多いのです。

この他、前に述べた大動脈解離などの重大な疾患やその他の尿路結石、膵炎、子宮筋腫、子宮内膜症、帯状疱疹など、さまざまな病気が腰痛をきたします。

こうした原因がわかり、明確な診断が付けば治療も行いやすく、また効果も得られやすいのです。

一方、非特異的腰痛は、腰痛全体の約八五パーセントという外国の報告

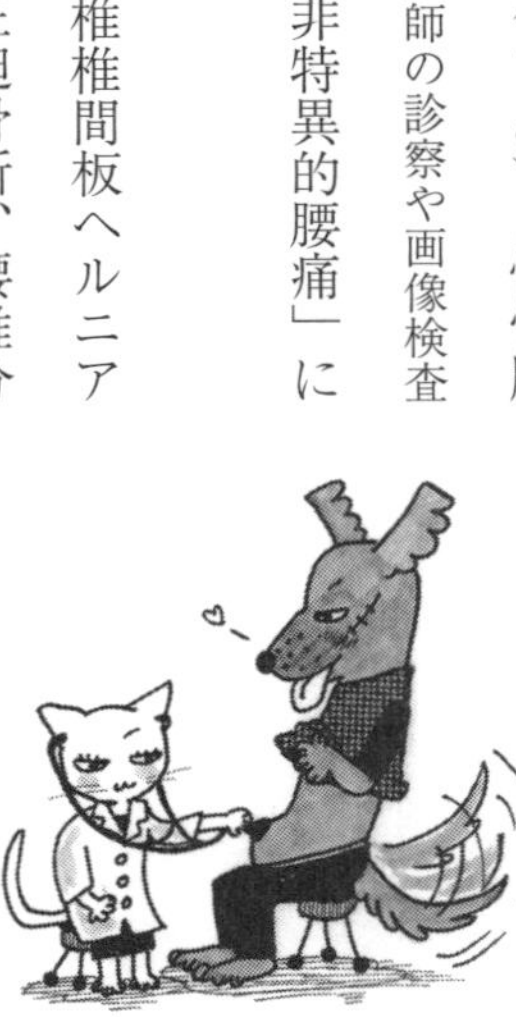

もあり、原因のよくわからない腰痛に悩む人々も多いのです（図３）。もちろん、一次医療（かかりつけ医や家庭医による診療）で「非特異的腰痛」と診断された後、腰痛の診療に詳しく、豊富な臨床経験のある専門の整形外科医に診断をしてもらい、腰痛の原因が明確になり、手術などの処置で改善した事例も数多くあります。

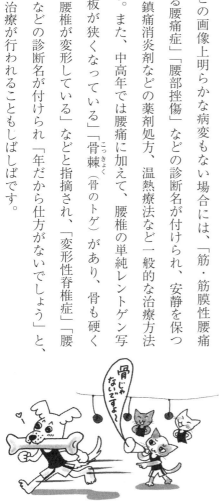

一方、腰痛はあるが、特にしびれやマヒなどの神経症状もなく、レントゲン写真などの画像上明らかな病変もない場合には、「筋・筋膜性腰痛症」「いわゆる腰痛症」「腰部挫傷」などの診断名が付けられ、安静を保つことと併せ、鎮痛消炎剤などの薬剤処方、温熱療法など一般的な治療方法が取られます。また、中高年では腰痛に加えて、腰椎の単純レントゲン写真で、「椎間板が狭くなっている」「骨棘《こっきょく》（骨のトゲ）があり、骨も硬くなっており、腰椎が変形している」などと指摘され、「変形性脊椎症」「腰椎椎間板症」などの診断名が付けられ「年だから仕方がないでしょう」と、やはり同様の治療が行われることもしばしばです。

図3　腰痛のために一次医療（家庭医、かかりつけ医院の診療）を受けた患者の85%が非特異的腰痛

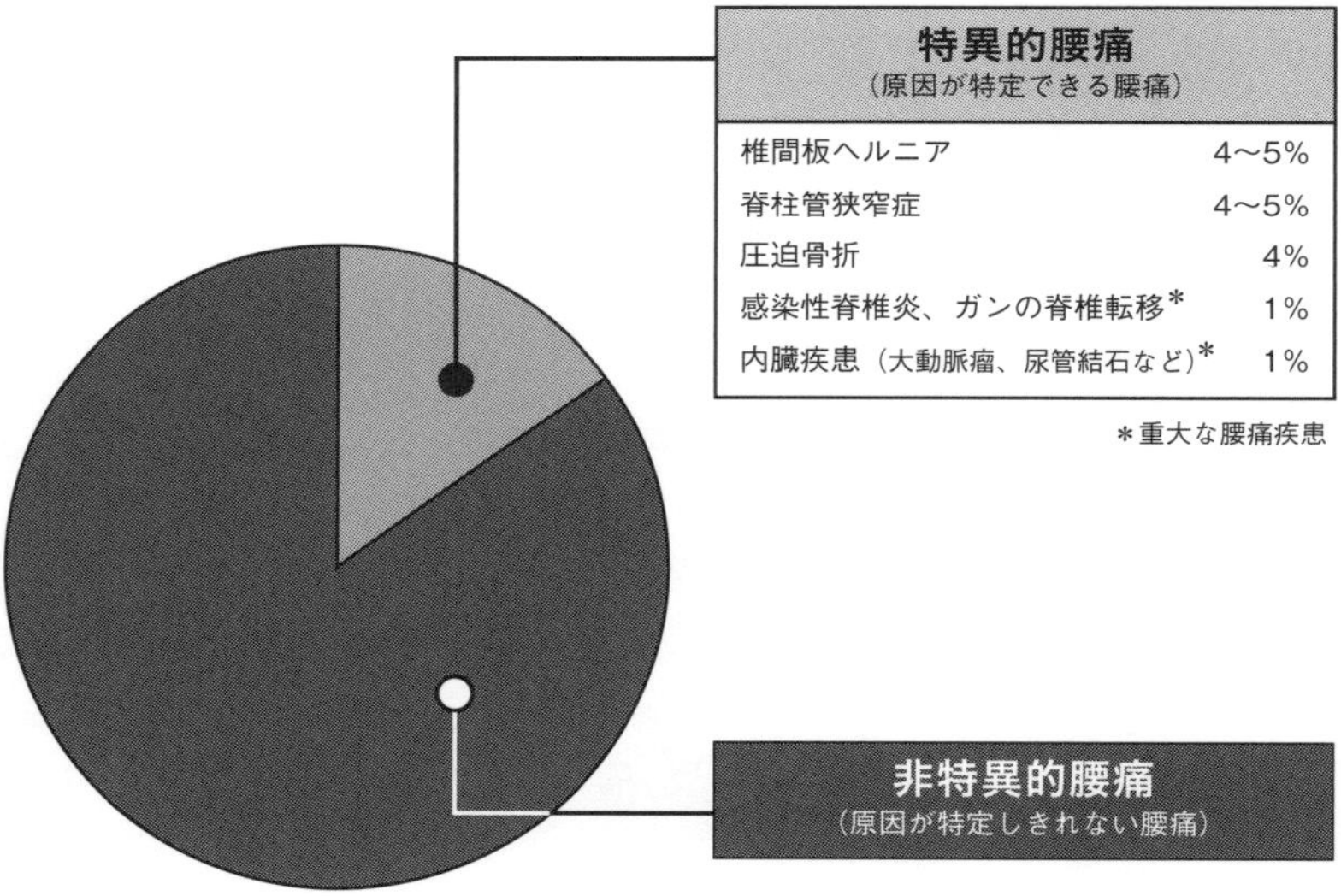

出典）Deyo RAら、1992より引用

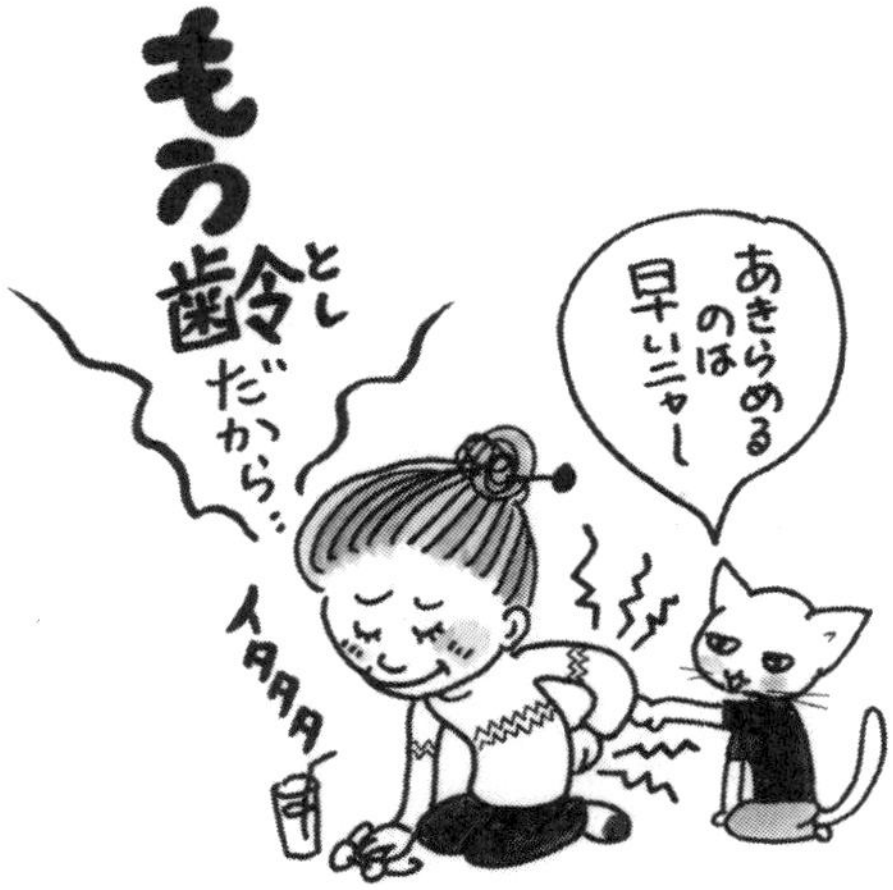
もう齢《とし》だから…
イタタタ
あきらめるのは早いニャー

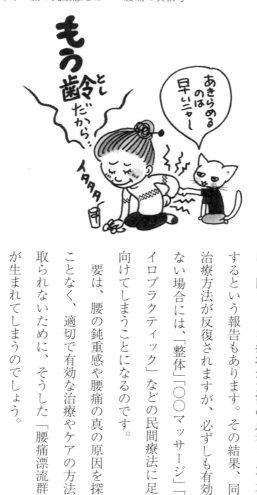

それでも二～三週間もすれば、主に安静により症状は改善するものの、その後一年以内に、同じような症状が六割の患者さんで再発するという報告もあります。その結果、同じ治療方法が反復されますが、必ずしも有効でない場合には、「整体」「〇〇マッサージ」「カイロプラクティック」などの民間療法に足を向けてしまうことになるのです。

要は、腰の鈍重感や腰痛の真の原因を探ることなく、適切で有効な治療やケアの方法が取られないために、そうした「腰痛漂流群」が生まれてしまうのでしょう。

(5) 骨盤が原因の腰痛を見逃すな!

「非特異的腰痛」と言われ、原因がよくわからないと言われた腰痛の中には、実は骨盤の異常が原因である場合が少なくありません。

骨盤の異常といっても、よく巷の看板や新聞・雑誌の広告で見かけるような「骨盤のズレ」「骨盤のゆがみ」というものではありません。「腰痛」というと腰椎疾患、腰椎の異常によるものと思いがちです。もちろん、間違いなく腰椎及び腰部の脊椎・神経などが原因の腰痛はあります。一方、腰椎に連なる骨盤の中の連結部位、特に仙腸《せんちょう》関節や各種じん帯の異常や骨盤に付着している股関節・膝関節の運動に関与する筋肉の硬さなどが原因により、腰の鈍重感ひいては腰痛をきたすものが少なからずあるのです。

骨盤（pelvis）は、ラテン語の「洗面器、水鉢」という意味で、その名の通り、底の抜けた水を入れる容器のような形をしています。左右の寛骨《かんこつ》と仙骨、尾骨で構成され、からだ全体を支え、脚と連結し、骨盤の中の臓器（直腸、膀胱、子宮、卵巣）を保護するという大切な役割を持っています（図4）。さらに、女性では出産の時の赤ちゃんの

図4　骨盤の構造

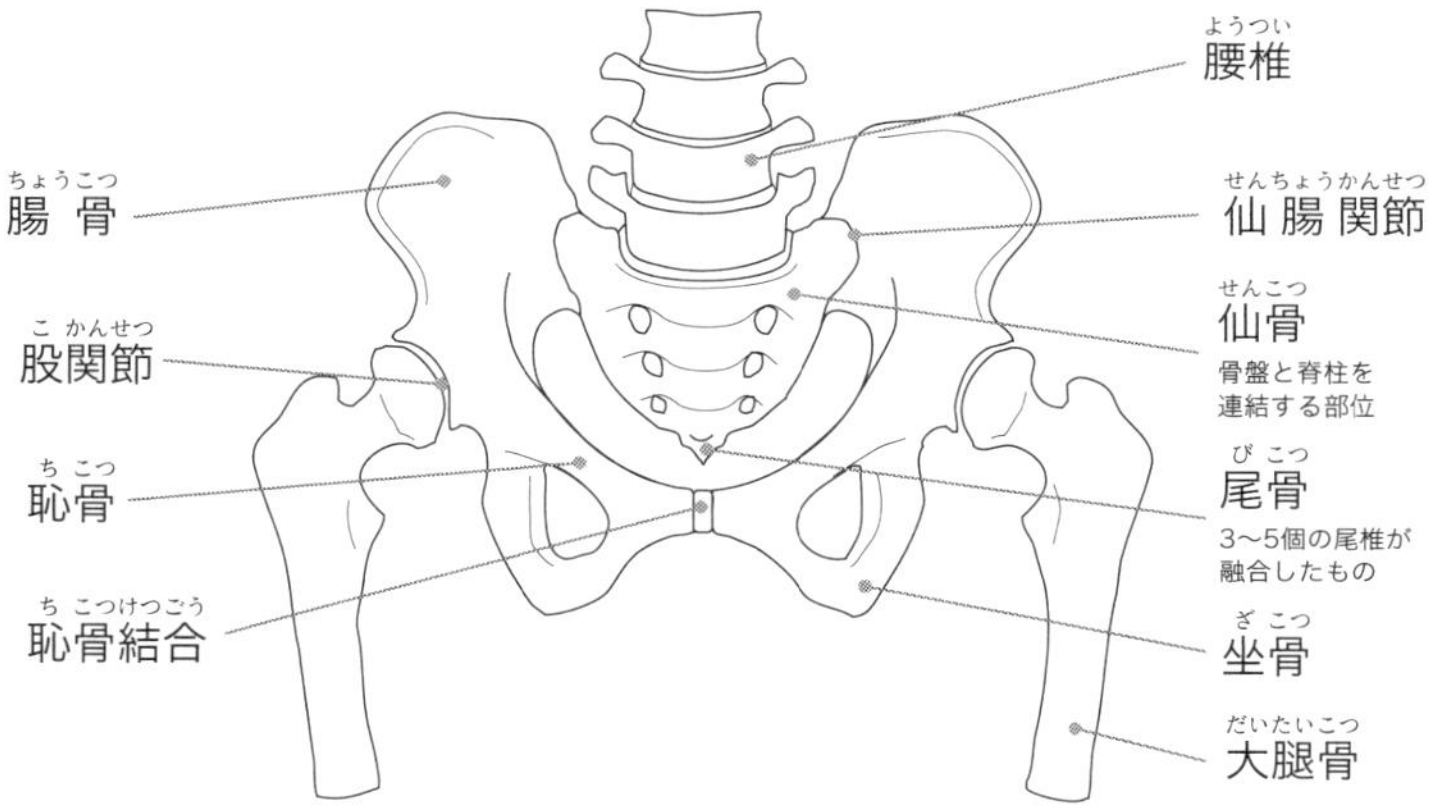

※腸骨・恥骨・坐骨を合わせて寛骨《かんこつ》と呼ぶ

通り道（産道）となり、そのために男性の狭くて深い骨盤とは違い、女性の骨盤は広くて浅い構造になっています。

寛骨は①腸骨、②恥骨、③坐骨の三つの骨から構成されており、股関節と膝関節を動かす多くの筋肉が骨盤の寛骨から起きて、脚の骨（大腿骨、脛骨、腓骨）に付着しているのです（表1）。左右の寛骨は前方で恥骨結合を形成し、後方では仙骨と連結して仙腸関節を成しています。仙腸関節は平面に近い半関節で、前面も後面もしっかりじん帯（前仙腸・後仙腸じん帯など）で固定されているため、動きの小さい関節です。

こうした構造を持つ骨盤は、腰椎と連なって「腰」の屋台骨とも言うべき存在です。しかも、日常生活動作、運動・スポーツでの脚の動きは、骨盤から起きて脚の骨に付着している多くの筋肉群の作用によっているため、それらの筋肉が硬くなって骨盤にストレスがかかりやすくなり、骨盤の中心的連結部位である仙腸関節にひずみを生じると考えられます。

仙骨は元々、仙椎と呼ばれる脊椎の一部であり、腸骨は骨盤が脚に連な

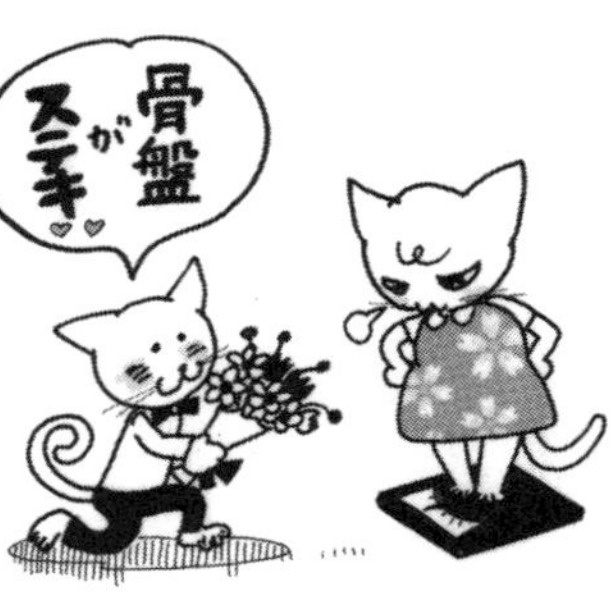

表1　股関節の動きと作用する主な筋肉

動き	主な筋肉
屈曲《くっきょく》	腸腰筋《ちょうようきん》（腸骨筋《ちょうこつきん》、●大腰筋《だいようきん》、●小腰筋《しょうようきん》）、*大腿直筋《だいたいちょっきん》、大腿筋膜張筋《だいたいきんまくちょうきん》、恥骨筋《ちこつきん》
伸展《しんてん》	大臀筋《だいでんきん》、*半腱様筋《はんけんようきん》、*半膜様筋《はんまくようきん》、*大腿二頭筋《だいたいにとうきん》
外転《がいてん》	中臀筋《ちゅうでんきん》、大腿筋膜張筋《だいたいきんまくちょうきん》
内転《ないてん》	大内転筋《だいないてんきん》、長内転筋《ちょうないてんきん》、短内転筋《たんないてんきん》、薄筋《はっきん》、恥骨筋《ちこつきん》
外旋《がいせん》	大臀筋《だいでんきん》、深層外旋《しんそうがいせん》６筋《きん》（外閉鎖筋《がいへいさきん》、内閉鎖筋《ないへいさきん》、上双子筋《じょうそうしきん》、下双子筋《かそうしきん》、大腿方形筋《だいたいほうけいきん》、梨状筋《りじょうきん》）
内旋《ないせん》	小臀筋《しょうでんきん》、大腿筋膜張筋《だいたいきんまくちょうきん》

●　腰椎に付着部がある
*　二関節筋（股関節の動きに加えて、膝関節の動きにも寄与する）
上記以外は骨盤〔寛骨（腸骨、恥骨、坐骨）、仙骨、尾骨〕に付着部がある

る下肢の土台のような骨です。仙腸関節は脊椎と下肢の連結部位と見ることもできます。したがって、脊椎と下肢の日常の各種動作に伴うひずみや疲労が骨盤の仙骨と腸骨の間に象徴的に現れるものと解釈できるのです。仙腸関節は体重の支持、上半身と下半身間の力の伝達、さらには各種動作の要であり、重要な働きを担っています。実際、動きは数ミリしかないのですが、その微細な関節の動きが重要で、引っ掛かって動きが悪くなってくると鈍重感や腰痛を生じます。同時に、腰痛と同じ側の下肢に痛みが生じることも多く、椎間板ヘルニアの坐骨神経痛と間違えられることもあります。また、時には腰痛と反対側の下肢痛やしびれが出現することもあり、仙腸関節のひずみの存在を知っておくことが重要です。

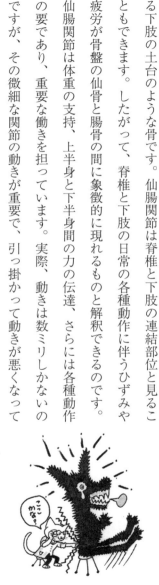

　仙腸関節の動きが悪いことが痛みの要因なので、ＣＴやＭＲＩなどの検査機器を使っても、骨そのものや関節に異常は見いだせません。医師でも仙腸関節が原因であると確定することは容易ではないのですが、診断手技の一つに「ワン・フィンガー・テスト」というものがあります。人差し指

や中指一本で最も痛い部分を指してもらうテストで、これがちょうど仙腸関節の位置（腰部の真ん中の指幅二つ分ほど外側）に合致していれば、仙腸関節が腰の鈍重感や腰痛の原因である可能性が高いのです。

このように、腰椎ばかりでなく骨盤にもしっかり注目するという観点に立って、腰の鈍重感や腰痛に対処することが大切であり、そうすれば多くの腰の悩みも解消される可能性がある、というのが本書の第二のテーマなのです。

2　普段が大事——日々の暮らしの中での腰にとって悪いことをチェック！

腰の鈍重感や腰痛の多くは、生活習慣病の一つとみなすことができます。つまり、日々の暮らしの中での姿勢、日常生活動作、移動方法、食事、運動などのさまざまな要因が積み重なった結果、腰の変調をきたし、鈍重感、ひいては痛みを生ずるのです。

日々の一つひとつの姿勢、動作、生活習慣について腰にとって悪いことをしていないかどうかをチェックし、それらを一つひとつ改善していくことが、結果として、将来起こり得る腰の鈍重感や腰痛を未然に防ぐことにつながるのです。また、一度腰の鈍重感や腰痛を経験し、診断・治療を受けた人には、二度と同じような状況を作らないために、日々の暮らしをチェックすることが必要です。

予防に勝る治療はないのです。「意識が変われば行動が変わる、行動が変われば習慣が変わる」と言われます。意識を変えて、生活のチェックにより腰の鈍重感や腰痛を防ぐ習慣を身につけましょう。

(1) 日常生活で起こしやすい腰痛

〝大掃除〟をテーマにしたラジオを聴いていたら、あるリスナーからの投稿に思わず笑ってしまいました。内容から推測するに、投稿者は一家の大黒柱ながら普段はめったに掃除や片付けをしない中年男性で、きっとプロ野球ファンなのでしょう。投稿内容は、「張り切って大掃除を始めたのはいいけれど、腰をやってしまいました。もうダメと思い、自分に戦力外通告を出しました」というものでした。

このように「家の仕事をしていてちょっと無理をしたら腰を傷めた」という人は多

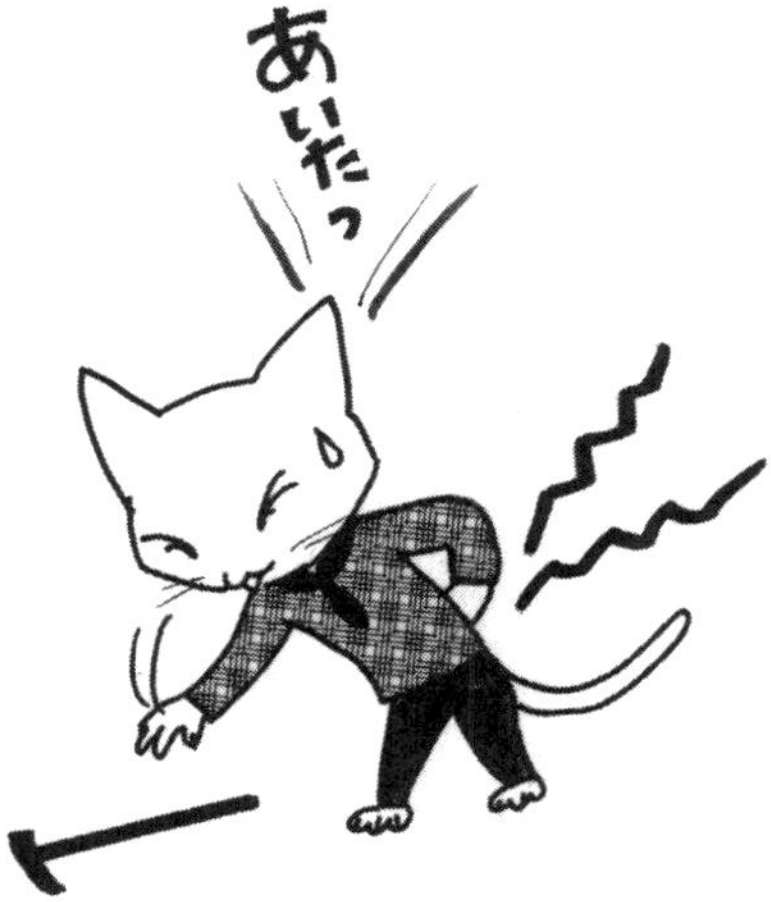

いのです。実際、家事の姿勢・動作は炊事、洗濯物干し、掃除機かけ、風呂洗い、ゴミ出し（重みのある生ゴミを含む）、古新聞や段ボール出しなど、前かがみの姿勢で行い、しかもおのずと腰に負担のかかる動作がほとんどです。

つまり日常生活、特に家事の姿勢・動作には「腰痛の危険」があちらこちらに潜んでいるため、普段から「腰痛対策」が必要なのです。

すでにご存知かと思いますが、第一には、物の持ち上げ動作。床・地面にある物を持ち上げる際の腰痛対策のコツは、からだの重心を下げるしゃがみこみ姿勢を取り、その物を

図5　物の持ち上げ動作

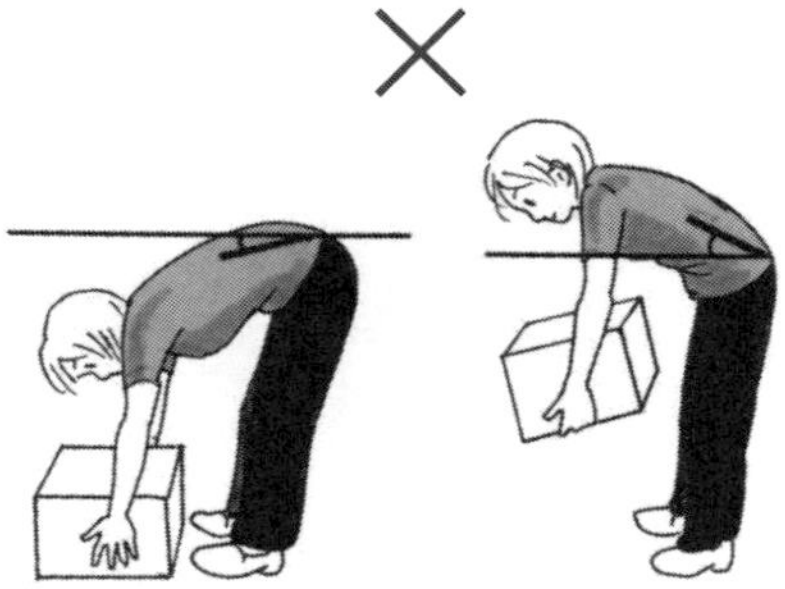

両膝を伸ばしたまま、中腰で重い物を持ち上げると、それだけ腰に負担がかかり、腰痛の原因となる

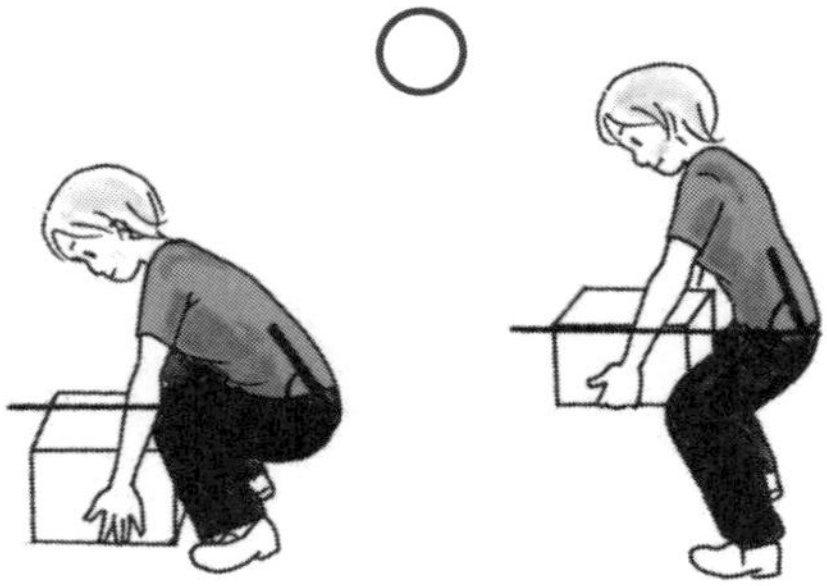

腰を落としてしゃがみ、物をからだに近づけて、腰と脚の力を利用して、奥歯をしっかり噛み締めて持ち上げる

できるだけからだに近づけて、「さあ今から持ち上げるぞ！」と意識して力を入れることです。腰だけで持ち上げるのではなく、脚の力も一緒に使って持ち上げるのがコツです（図５）。逆に、持った物を床・地面に置く時には、この逆の動作を行えば良いのです。また、持った物をからだを回して机などに置こうとする時には、腰だけを回して置くのではなく、まずその方の脚を一歩下げ、からだ全体を回して置くことです。

第二に長時間の立ち仕事。例えば家の台所で立ち続けて、調理や食器などの洗い物作業をする場合には、一方の足を小さな台の上に乗せて片膝を曲げる姿勢を取ると良いのです（図６）。工場のベルトコンベアの前での長時間の立ち仕事などの場合も同じです。長く立ち仕事をしていると、腰を支える筋肉が疲労してバランスが乱れ、腰が反り返り、腰への負荷が強くなります。小さな台が、そうした姿勢・動作による腰の鈍重感・痛みの発生を防ぐのです。

図6　長時間の立ち仕事の姿勢

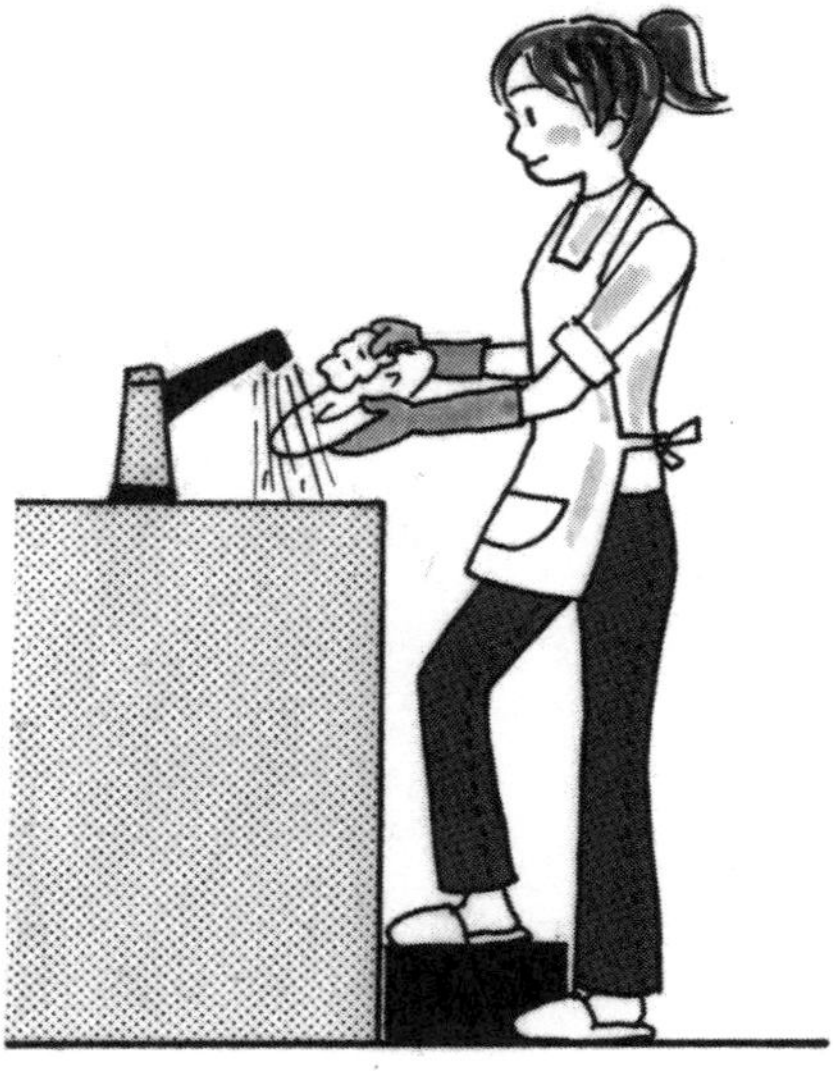

台所などで立ち仕事をするような時は、足もとに踏み台を置いて、
片足ずつ交互に足を乗せると腰の緊張がほぐれて比較的楽になる

コラム　ギックリ腰とは

日々の暮らしの中での腰痛となると、「ギックリ腰」を思い浮かべる人が多いでしょう。あまりの痛みと動けない状態に「何かただならぬことが起こっているのではないか」と不安になってしまいます。その中でようやく動けるようになって病院の整形外科外来を受診しますが、患者さんの名前を呼んでもなかなか診察室に入ってくる気配がなく、やっとの思いで入室してくるその姿は、少し身をかがめ、歩幅が小さく、それはもう慎重に慎重にという感じです。その姿を見ただけで、これは相当強烈な腰の痛みだなと見当がつきます。名前を呼ばれても、痛みのためにすぐにイスから立ち上がることすらできなかったのでしょう。ただ診察の結果、「ギックリ腰ですね」と伝えると、多くの患者さんは安心した顔をします。ギックリ腰は「大事には至ら

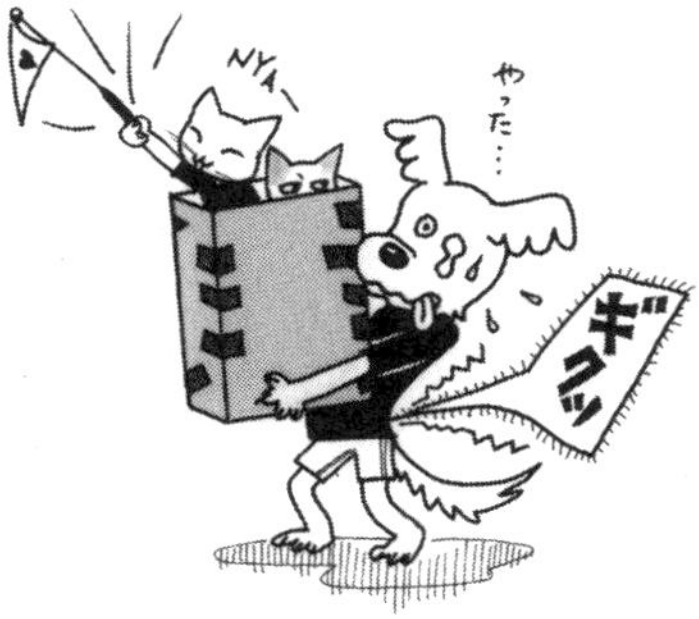

ない、いずれは治るもの」と捉えているからでしょう。

では、いわゆる「ギックリ腰」とは何でしょうか。ここで〝いわゆる〟とわざわざ付けたのは、これは正式の医学用語ではなく、いわば俗語だからです。しかし、突然に生じた腰の痛みを「ギックリ腰」(地方によっては「ビックリ腰」と呼ぶ)と名付けたセンスはなかなかのものです。同じように、欧米では「魔女の一撃」と呼び、後ろから突然魔女が杖で腰を突いたと思うほどの痛みと表現されています。

突然の腰の激痛の原因はいろいろと考えられますが、ほとんどの場合、レントゲン検査で異常所見は見つかりません。逆に、画像上で異常がないことが「ギックリ腰」の条件と言っても良いかもしれません。腰の中の関節が瞬間的に引っ掛かって動けなくなり、そのこ

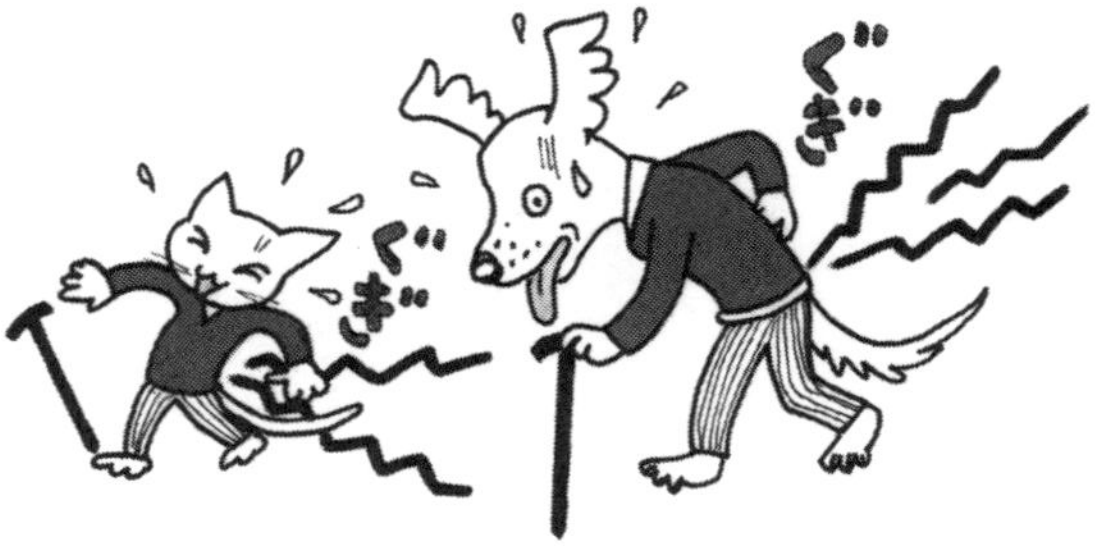

とで強い痛みを生じている、これがギックリ腰の病態と考えられています。

腰には二種類の関節があります。つまり、脊椎を構成する一つひとつの椎体の上と下をつなぐ〝椎間関節〟と骨盤の〝仙腸関節〟です。仙腸関節については前にも触れましたね。仙腸関節には締りの位置と緩みの位置があり、緩みの位置にある時に痛みをきたしやすいことが知られています。そこで各種動作時に緩みの位置にならないようにすると、予防が可能です。具体的には「骨盤を立てる」、すなわち腰が少し反るような姿勢では仙腸関節が締まっていて腰痛の危険が少なくなります。逆に、腰を少し丸めた姿勢は危険です。

例えば、洗面台で顔を洗う時に腰を伸ばして立った姿勢から前かがみになる、たったそれだけのことでギックリ腰になる人が結構多くいます。洗面時の姿勢は、まさに仙腸関節の緩みをもたらし、腰の痛みをきたしやすい姿勢なのです。したがって、洗面時は、背中は丸めずに、背すじを伸ばしたまま上体を倒し、股関節と膝関節を若干屈曲した姿勢で顔を洗えばギックリ腰を予防できることになります。

(2) 妊娠中・育児中の女性は腰痛を起こしやすい

腰痛は、妊婦さんにとっても大敵です。妊婦さんによっては、お腹がまだあまり大きくならない妊娠初期から腰が痛くなる人もいます。妊婦の腰痛について、次のような調査結果があります。五九・一パーセントの妊婦が、お腹の大きさが目立たない妊娠一二週から腰痛持ちとなり、二四週では七三・五パーセントと上昇します。

実に、妊婦の四人のうち三人は腰の痛みをこらえつつ、お腹の赤ちゃんを育んでいるのです。そして腰痛は、妊娠後期まで続きます。しかも、痛みが出たからと言って授乳期を含め、安易に痛み止めの薬を使いにくい時期でもあり、妊婦さんにとっては悩ましいところです。

妊娠中、妊婦さんの体型は月ごとに変わります。妊娠初期から出産まで、次第に大きくなるお腹を支えなければなりません。お腹の容積は三〇パーセントも増加し、赤ちゃんの重量が加わるため、妊娠時はからだの重心が

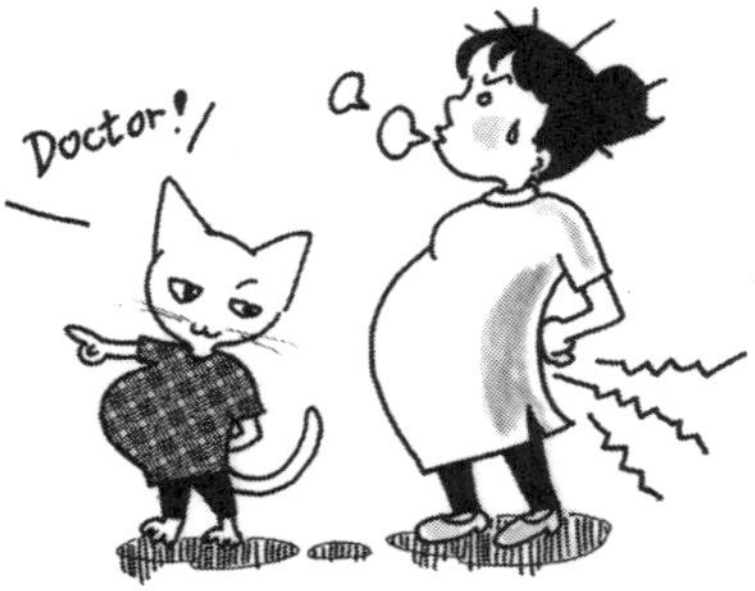

前方に移動します。となるとバランスを取ろうとして自然と腰を反らせることになります。その状態が持続し、しかも日に日にお腹の赤ちゃんや羊水の重さが増してくるため、腰への負担も強くなり、筋肉の緊張も増し、疲労し、鈍重感や痛みが生じることになります。

妊婦の腰痛は、治す手段が限られるので予防が重要です。運動で腰痛の予防ができるかどうかを調べた次のような研究があります。妊娠・分娩を経験したことのない女性三〇一人を対象に、エアロビクス、骨盤底筋訓練、ストレッチング、リラクセーションなどの運動を一二週間続けたグループ一四八人と、特別な運動をしないグループ一五三人に分けて腰痛の出現頻度を調査しました。その結果、運動グループの方が腰痛を発生した頻度が少なかったとの結果が出ました。この腰痛頻度の差は、出産三カ月後でも同様にあったとのことです。ただし、運動が良いと言われても一人で取り組むのは大変なので、適切な指導をしてくれる「マタニティスイミング教室」や「マタニティヨガ教室」などに通うのも有効な手段かもしれません。

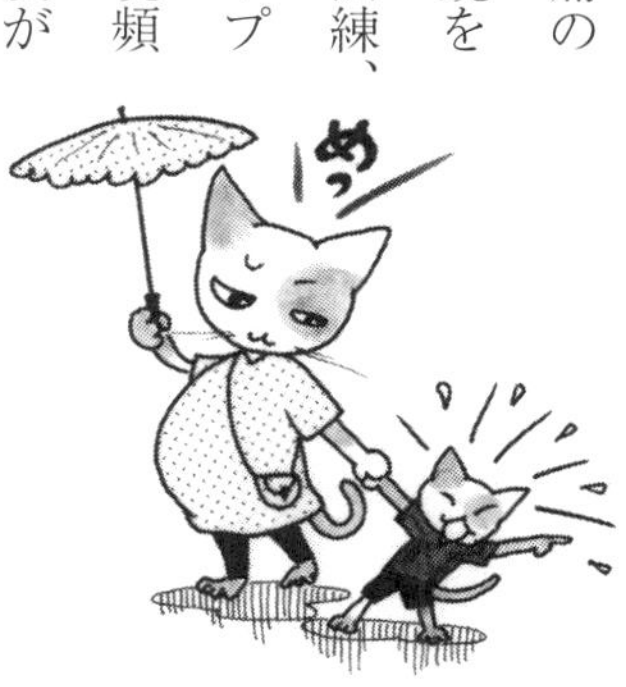

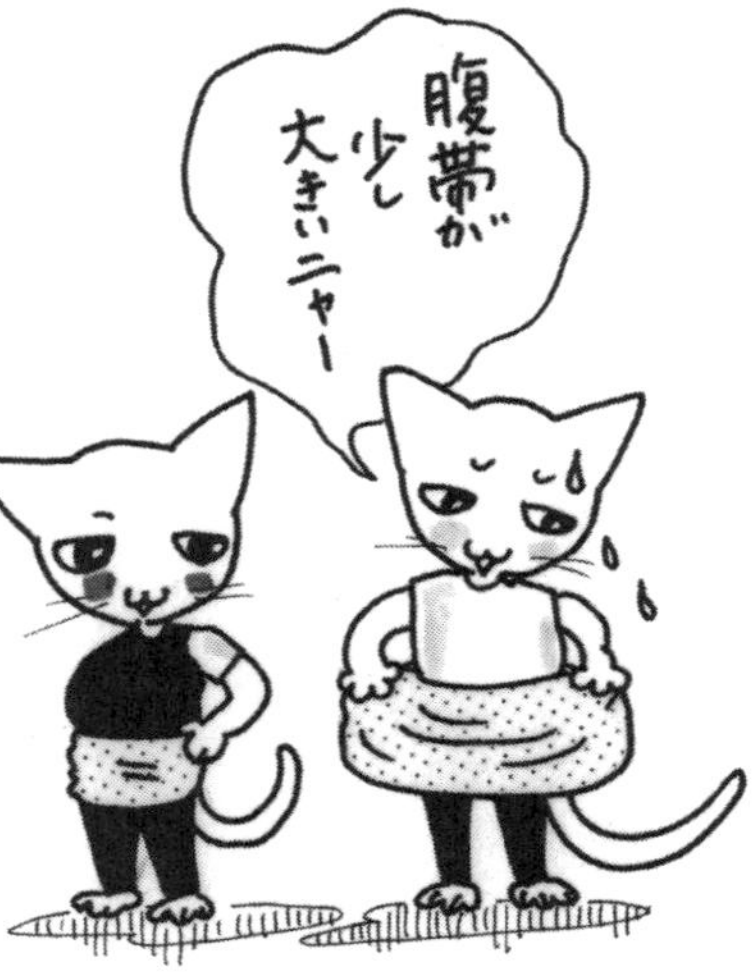

日本には昔から、妊娠してお腹がせり出すと腹帯をする習慣があります。腰痛予防の意味合いもあるかと思います。現在では骨盤ベルトの着用が勧められます。種類もマタニティ用、産前・産後用があります。ある看護師さんが、休職して出産をし、育児をしているうちに腰痛を発症し、職場で使っていた「骨盤ベルト」が育児に役立ったと教えてくれました。

また、海外の研究では、「骨盤ベルト」を着用した妊婦は腰痛が軽減し、日常生活も楽になったという報告があります。さらに「骨盤ベルト」装着グループと運動グループを比較したところ、「骨盤ベルト」グループの方が痛みが軽かったという報告もあります。腰の鈍重感や腰痛をきたすメカニズムで、腰椎ばかりでなく骨盤も重要な要因と述べてきましたが、骨盤ベルトが腰痛予防に効くのは興味深いですね。

そして腰痛予防は子育て中も大切です。赤ちゃんを低い位置から抱き上げる時には膝を曲げ、重心を落とし、できるだけ赤ちゃんをからだに近づけ、お腹に力を入れながら膝を伸ばして立ち上がることをお勧めします。また抱っこやおんぶの時には、常に同じ位置ではなく、前後、左右にお子さんの位置を変えて母親（もちろん、父親も同じです）の負担が均等になるように留意します。例えば、おんぶ紐などを使って、抱っこの次はおんぶ、左手で抱いた後には右手で抱くという具合です。最近は、おんぶ紐も機能性が高く種類も増えているので、自分に合ったものを選んでください。

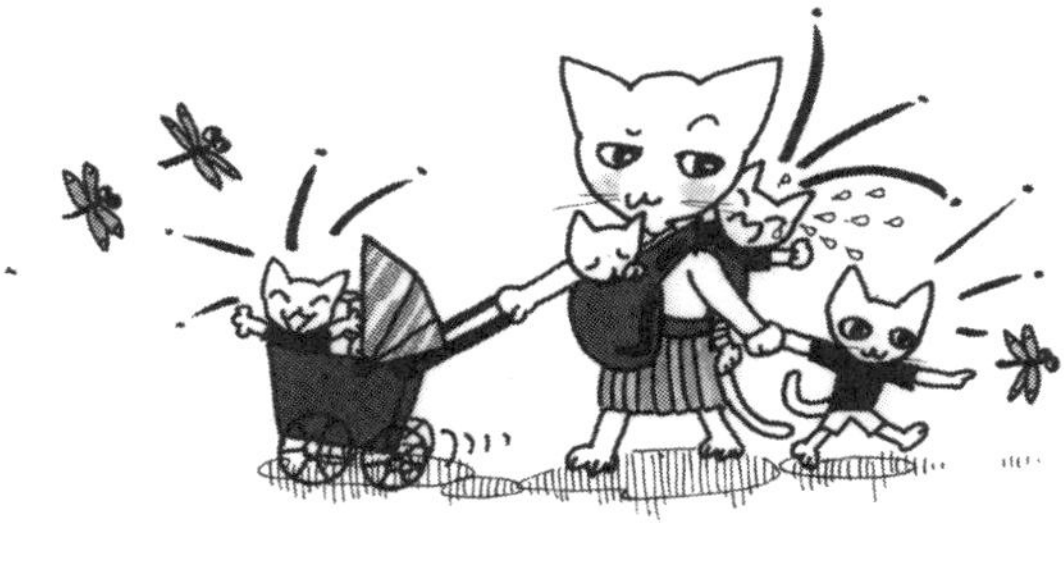

(3)家族の介護が必要になった時――介護者自身の腰を守るために

超高齢社会となった日本。高齢者（六五歳以上の人）が二八・一パーセント（二〇一八年）、四人に一人を超える時代です。「介護」という言葉を聞かない日がないくらい、今は誰にとっても介護が身近になり、高齢の親の介護に直面する可能性があります。介護の仕事には、ベッドから車イス、あるいは車イスからベッドへの乗り移り（移乗）、着替え、入浴などの手伝いや、おむつ交換、ベッド上の体位交換など前かがみの姿勢で上下動が多く腰に負担のかかる動作ばかりです。

さらに介護の仕事は、毎日欠かすことなく行い、しかも相手のペースに合わせなければならないので、介護者の身体的・精神的ストレスは間違いなく相当なものです。介護者の心身が比較的安定していて、介護の仕事をやりこなせる自信があれば在宅介護を継続できるかもしれませんが、介護は、例えば「今から三カ月」とか「これから一年間」などの期間の予測ができません。となると、「いつまで続くのか?」という疑問と不安を持つのも自然なことであり、そう思う介護者を責められません。

このように、人力に頼る労働が多い介護の世界では、介護者はさまざまな病気を発症することが多く、特に多いのが腰痛です。腰痛などを発症すると、介護者、被介護者ともに生活が立ち行かなくなります。したがって、介護者は、自らを守る合理的な介護動作や姿勢を習得することが大切です。そして、さらに適切な介護用品や補助用具の積極的な使用をお勧めします。

合理的な介護動作・姿勢とは、介護される人が不快感や苦痛なくその動作を行え、介護者にとっても、腰などに無理な負担なく、円滑に楽にその動作を行えるものです。

例えば、ベッドからの起き上がり介助の際には、介護者が片膝をベッドにつくと、腰への負担が軽くなります。ベッドからの立ち上がり動作の時には、介護者は両足を大きく広げた上で、片膝を被介護者の両膝の間に入れるなどして、腰への無理な負担を避けます。食事介助に際しては、被介護者との距離が遠くなると腰部への負荷が大きくなります（図7）。

いずれも日常生活での物を持ち上げる・運ぶ動作などと共通していて、介護者自身の腰を守るため、一つひとつの姿勢・動作への注意と意識が大切です。

図7　介護動作に伴う腰痛を防ぐ工夫

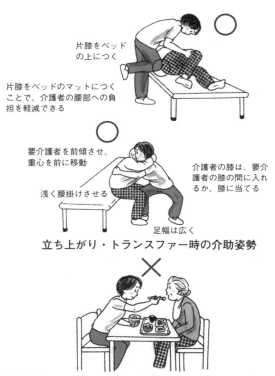

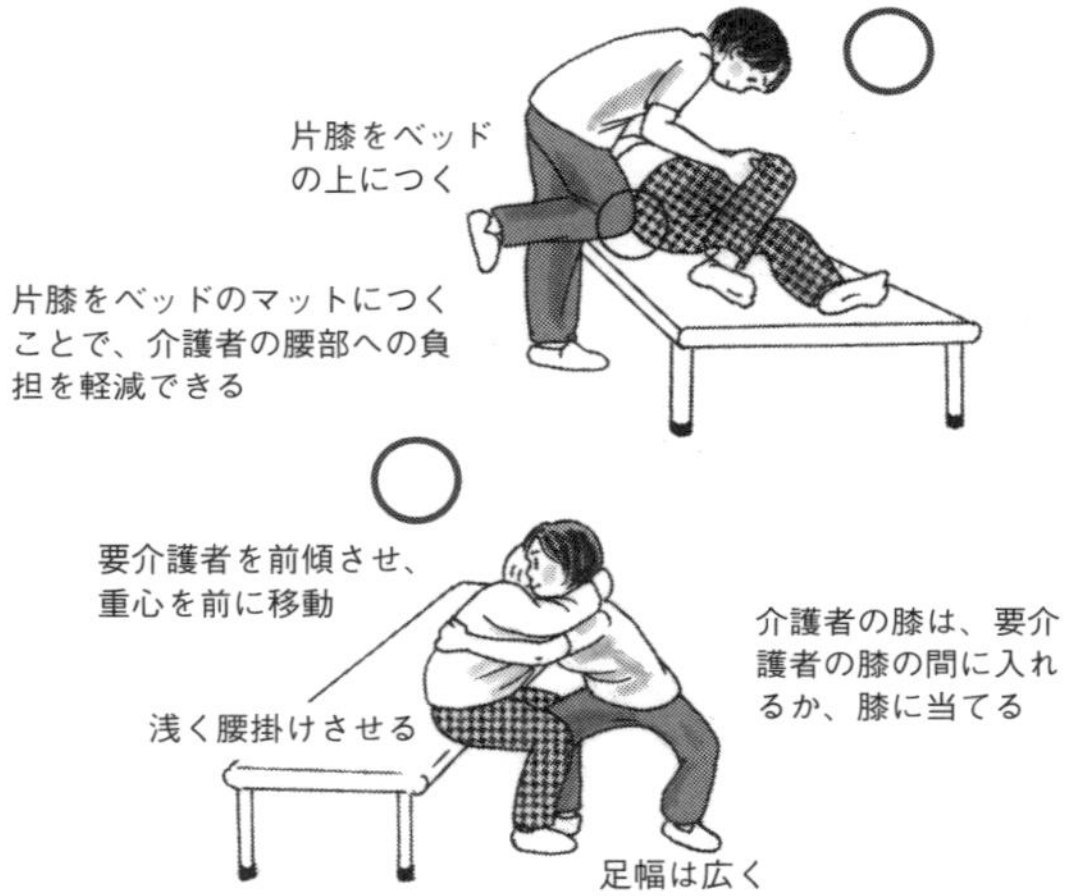

立ち上がり・トランスファー時の介助姿勢

食事介助における患者との距離（前方からのアプローチ）
患者さん（要介護者）との距離が遠くなると、腰部への負担が増える

出典）武藤芳照他編著『介護者の腰痛予防』日本医事新報社、2005

人力に頼る部分の多い労働集約型と言われる介護の世界です。少しでも介護作業の際の負担を減らそうと、最新のテクノロジーを駆使した結果、補助用の機器の開発が進んでいます。骨盤ベルト一つとっても、腰への負担のかかり方に応じて締め付け力を変化させる商品が開発されました。骨盤ベルトの装着を試していただきたいと思います。

ニュースなどでも報道されていますが、力を要する労働を完全に任せられる人型介護ロボット、作業時の腰への負担を軽減するためのロボットスーツ（パワードスーツやマッスルスーツと呼ばれるものもあり）、車イスの乗り降りの介助を簡単にするために、原則一人で乗り込める後ろ乗りの車イスや、手で操作するのではなく足こぎで移動する車イス、寝たきりの人がベッドから車イスに移動する労力を省こうと、ベッドの一部が分離してそのままリクライニング車イスになる離床アシストロボットなど、介護者の腰の負担を減らし、腰痛を防ぐのにも有効な工夫が凝らされた商品がいろいろ開発され売り出されています。

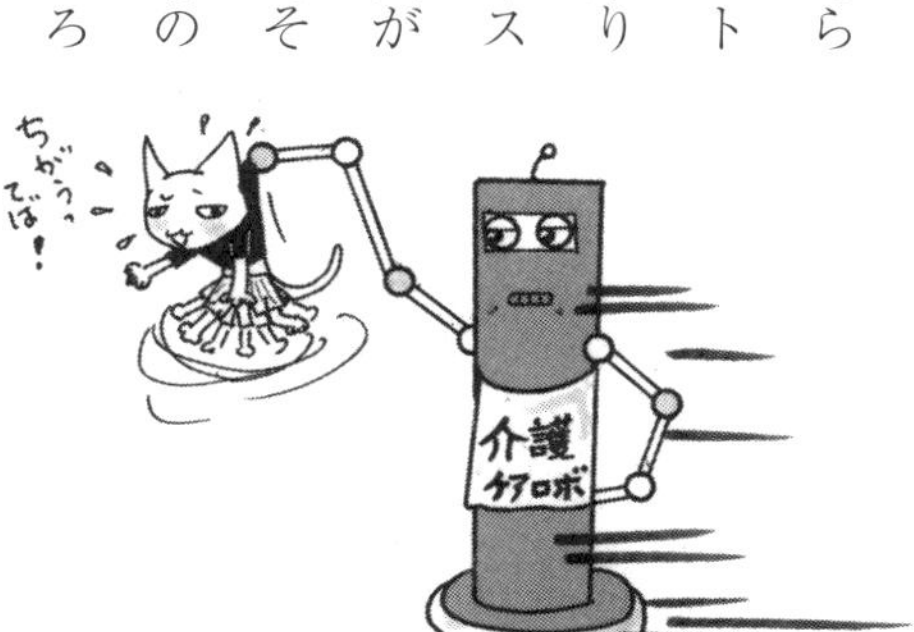

今後ますます使いやすく、求めやすい用具・機器が開発されることを望みます。

(4) 職業病としての腰痛を防ぐ

腰痛を発症しやすい職業として、どんなものを思い浮かべますか？　運転手、キャビンアテンダント、立ちっぱなしの販売員、引っ越し業者、エアロビクスなどのフィットネス指導者……などなど。

キャビンアテンダントは、各航空会社が実施するスタッフ向けの腰痛予防講習を受けています。離着陸のたびに加わる腰への衝撃や、顧客の荷物を運ぶ、棚に上げ下げする、カートの運搬などは、腰への負担が大きいため、腰の鈍重感や腰痛に悩む人が多く、だからこそ職業病としての腰痛を防ぐための講習が行われているのでしょう。

ここでは、少し意外、と思われる職業をご紹介します。

まずは、外科医です。医者でも腰痛になります。長年の腰痛持ちの男性外科医。大事な業務の一つの手術は、長時間立った姿勢で行い、集中力と繊細さが必要な作業です。一度始めたら特別かつ緊急な理由以外、中断はできません。つまり腰痛を理由に

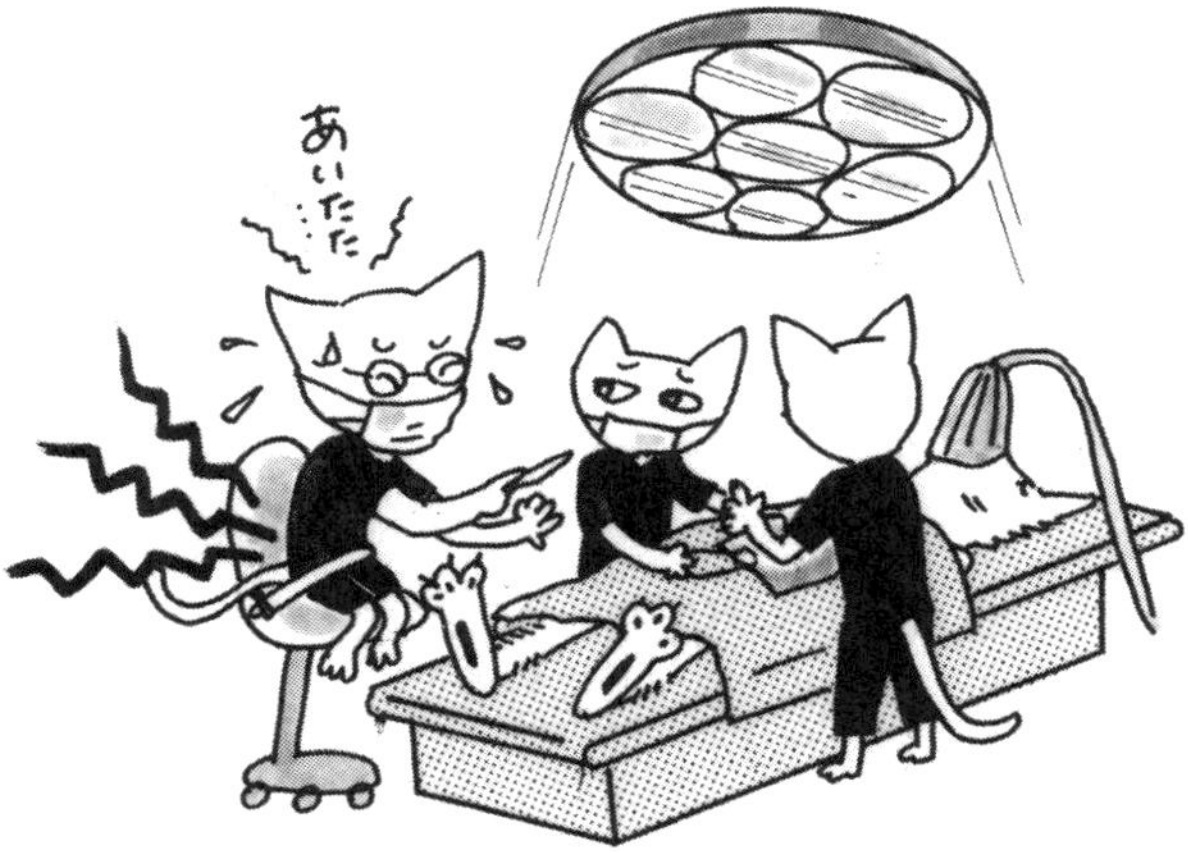

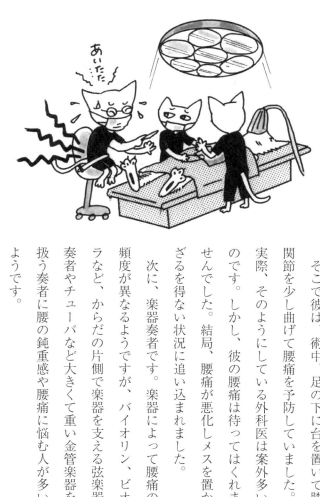

止めることは許されないのです。

そこで彼は、術中、足の下に台を置いて膝関節を少し曲げて腰痛を予防していました。実際、そのようにしている外科医は案外多いのです。しかし、彼の腰痛は待ってはくれませんでした。結局、腰痛が悪化しメスを置かざるを得ない状況に追い込まれました。

次に、楽器奏者です。楽器によって腰痛の頻度が異なるようですが、バイオリン、ビオラなど、からだの片側で楽器を支える弦楽器奏者やチューバなど大きくて重い金管楽器を扱う奏者に腰の鈍重感や腰痛に悩む人が多いようです。

保育士は想像がつきますね。親同様、ある

いは親以上に保育の現場で子どもを持ち上げて下ろす、抱っこをするなどの機会が多いので、保育士の腰痛持ちは結構います。

さまざまな職場で、自動化・省力化・ＩＴ化が進んでいますが、どんなに効率的・合理的に作業が行われるとしても、人が物を持ち上げる仕事や作業・動作はなくなりません。

持ち上げ作業時には、次の五つの点を守るべきです。

① 持ち上げ作業の間、荷はできるだけからだに近づける
② 垂直方向の移動距離をできるだけ少なくする。そのためには、（持ち上げる前の）荷の位置を高くするなどの工夫をする
③ 作業はゆっくりと行う
④ 荷を持ちやすいハンドルのような物をつける
⑤ バランスよく持ち上げる。一方が重いという状況は避ける

コラム　フォークリフトの操縦による腰痛

　腰痛（詳しく言うと右骨盤外側の痛み）を訴えて受診した三〇代の女性。彼女の仕事はフォークリフトの操縦で、「仕事中の姿勢が悪かったのではないか」と考えていました。

　立った姿勢でしかも右足を軸足とするため、右足ばかりに体重をかけて操作することが多かったそうです。安定してこの姿勢を取り続けるために重要なのが中殿筋です。連日の長時間のアンバランスな姿勢での作業の結果、片側の骨盤の筋肉が疲労して痛みを生じたと考えられた事例です。

　いろいろな仕事や生活スタイルがあります。どのような状況でも腰の鈍重感や腰痛は起こり得ます。その職業における特有の姿勢・動作、作業・仕事の内容、職場環境を吟味して、一つひとつの姿勢・動作・作業を点検することが、腰痛を防ぐ最良の対策です。

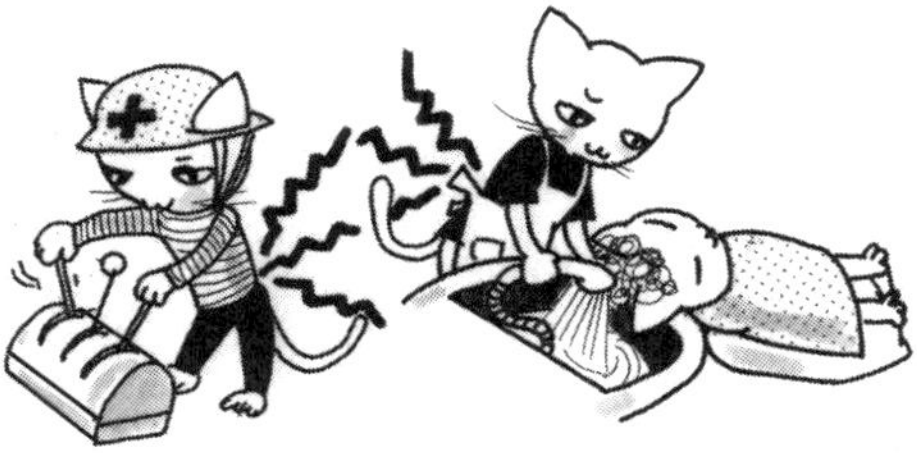

(5) ファッションも大切、腰も大切

毎年、国内外のいろいろな場所で開かれるファッションショー。今年はどんな姿・形が流行するのか、色・デザイン・着こなしなど、特に若い女性たちは、興味津々で活用しています。女性雑誌では、それぞれの年代に合わせたファッション、おしゃれに関する写真・記事が毎号毎号掲載されています。どの年代でも「おしゃれでいたい」のは、男性でも女性でも共通しています。

しかし、さまざまなおしゃれな洋服、おしゃれな靴・バッグなどの身に着けるものを見ると、「からだに悪いだろうなあ」「腰痛になるのでは」と、余計な心配をしたくなるファッションがあります。

バッグ（鞄）

まずは、バッグ（鞄）。バッグには財布、スケジュール帳、書類、女性なら化粧ポーチなど、一つひとつはそれほどでもなくても、いろいろな物が入っているので、

まとめると意外と重さがあります。しかも最近は、持ち物にパソコンやタブレットが加わり、バッグの重量が以前に比べてぐっと重くなっています。使わない物が無造作に入っていたりしたら、さらに重量化に拍車をかけてしまいます。そして、当然のことながら、バッグは手で持ったり、肩に掛けたりします。決して軽くはないバッグを右手（右肩）で持ったり掛けたりすれば、からだの右側だけに負担がかかり、背骨は右にわん曲します。そこで、直立を保とうという力が働き、左右の体幹筋を非対称に使うことになります。左手（肩）も同様です。

このような偏った持ち方を続けると、腰の鈍重感や腰痛の発生、あるいはすでにある腰痛を一層ひどくする危険性があります。それを予防するためには、右で持ったら、次は左に持ちかえるなど、左右のバランスを取ることが大切です。また、ずしりと重い肩掛け型のバッグの場合、ベルトが肩に食い込んで痛みを生じ、それをカバーするために不自然な姿勢を続けることで腰の鈍重感や腰痛が生じることもあります。肩掛けバッグを選ぶ場合、肩に当たるベルトは幅と厚みがある物を選ぶと良いでしょう。

また、女性は好まないかもしれませんが、肩掛けベルトをタスキ上にバッグと反対側に掛けると、不自然な筋肉の緊張や疲労はずいぶんと軽くなります。

最近は、老若男女、日常的に誰もがリュックサックを背負って歩くようになりました。以前はリュックサックと言えば、登山やスキーなどの場合に限られていましたが、今はおしゃれな物も増えて、すっかりと街になじんでいます。ビジネスでも、プライベートでも大活躍のリュックサックは両肩で担ぐので、左右のバランスが取れ、荷物を運ぶ手段として合理的です。二〇一八(平成三〇)年三月からスポーツ庁は「スニーカー通勤」など〝歩きやすい服装〟のキャンペーンを展開しました。スーツに合わせたカジュアルファッションもすっかり定着しました。

日本では、小学校入学時にランドセル(背負いカバンを意味するオランダ語のランセルがなまったもの)を購入するのが定番ですが、明治時代に皇太子殿下の入学祝いで特別に作られたのが始まりとされています。この革製で箱型の日本製ランドセルが、今や海外でビジネス用にも人気になっているようです。これもリュックサックと同様に、腰への負担の点では合理的です。

最近よく見かけるのは、キャスター付きのキャリーバッグやスーツケースです。こ

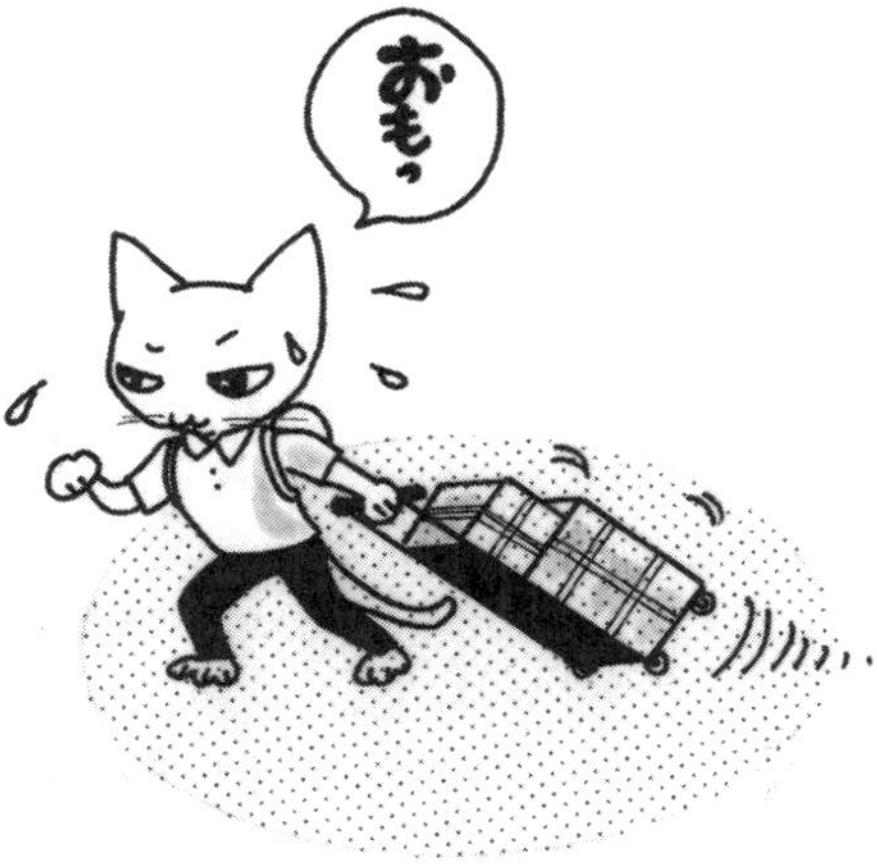

れならバッグやリュックサック、ランドセルと違って、直接的にはからだへの重量負担はありません。もちろん、右手で引いたら次は左手とバランスを取ることも忘れないでください。また、キャスター付きのキャリーバッグやスーツケースを運ぶ時、平面の床や道路なら何の問題もないのですが、凸凹《でこぼこ》道や階段の昇降時には重い荷物を持ち上げて運ぶ動作をしなければなりません。この際には、前に述べた「物を持ち上げる場合」の注意と同じく、両足を広めに開き、バッグやスーツケースをからだに近づけて行うことが必要です。

靴

次は靴です。靴はとても大事です。なぜなら、靴は足に直接触れて地面に接し、体重を支えつつ、歩く、またぐ、昇って降りるなどの日常の移動を助けているからです。靴の選択次第では、腰の鈍重感や腰痛を招く可能性が大なのです。

まずは、ハイヒールです。かかと（ヒール）の部分がつま先よりも七センチ以上持ち上げられる靴のことです。パンプスからブーツまでさまざまなタイプのハイヒールがあり、女性の脚や姿勢を美しく見せるため、おしゃれには欠かせません。ただし、一方で無理して履き続けていると、腰の鈍重感や腰痛の原因になることが定説になっています。また外反母趾の原因の一つともされています。

ヒールが高い靴を履いた姿勢は、側面から見ると前のめり状態になるので、直立位を保つためには腰を後ろに反らす必要があります。その際、背部と骨盤の筋肉に持続的な負担をかけることになり、腰の鈍重感や腰痛が

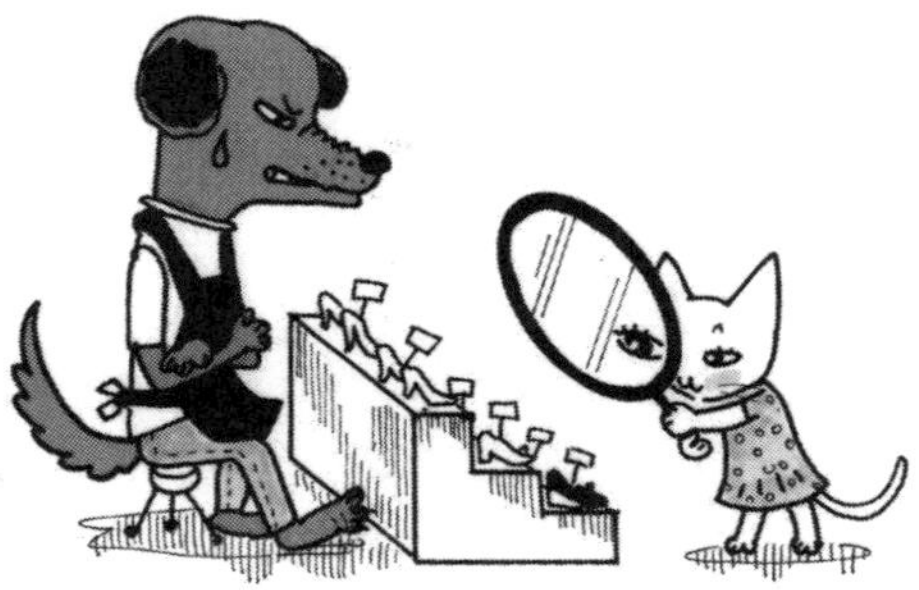

生じることになるのです。しかし、ハイヒールが「腰にとって危険な靴」とは言い難いのも事実です。実際に、普段からハイヒールを履いて、何の問題も生じていない人も少なくありません。ハイヒールを履くことに慣れるとともに、腰から脚の筋肉の使い方、日頃の姿勢・動作の工夫や運動習慣で、ハイヒールにからだが適応していれば問題はないのでしょう。また、「高いかかとの方が楽」という人もいます。このような人たちがかかとの低い、ないしはペッタンコの靴を履くと、逆に疲れやすさや、下腿から足関節にかけての痛みを訴えることがあります。要は、ハイヒールのおしゃれの利点とともに、からだ、特に腰への負担のことをよく知っていることが大切なのです。

かつて、「ダイエットシューズ」（別称は「トレーニングシューズ」「フィットネスシューズ」など）が流行したことがあります。メーカーの宣伝文句は、「普通の靴と異なり、あえて靴底を不安定にすることで、歩くだけで下肢筋力を鍛えることができ、ひいてはダイエットにも効果がある」というも

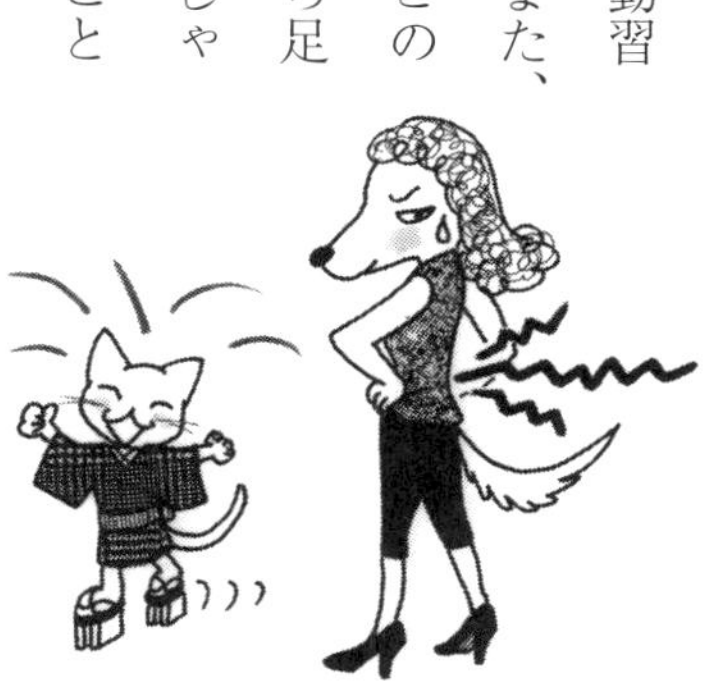

のでした。しかし、この不安定な靴底が、足関節に前後左右方向の不均衡・不規則な負担をもたらし、さらには腰や膝関節にも不自然な負荷をもたらし、鈍重感や痛みを生む結果になりました。最大の売りだったダイエットの効果も、実際にはないことが判明し、アメリカではそのメーカーが多額の賠償金を支払うまでのトラブルになったのです。つまり、不安定な靴は腰や脚への負担が大きいのです。

(6) ダイエットと腰痛

「食事と腰痛って関係あるの？」と思われる人も多いでしょう。一方「食べすぎて太ると、腰に負担がかかる」と誰かに教えている人もいるでしょう。

ご承知の通り、飲食によって体内にエネルギーを蓄える一方で、身体活動でエネルギーを消費しなければ体内に蓄積されるだけで、体重過多そして肥満になります。こうした知識は、小・中学校の保健体育の授業で学んだ人もいると思います。

そして、肥満と腰痛との関係について、「太っていると腰痛になる」「だからダイエットが必要だ！」と信じ、声高に叫ぶ人が多いようです。

ところが、「単に太っているだけでは腰痛の原因にはならない」という研究があるのです。また実際の臨床現場の経験でも、腰痛治療のために外来に来る患者さんの中で、体重が平均よりはるかに多い患者さん、すなわち肥満体の人の割合は決して多くはありません。「最近太ったから腰が痛くなったのかしら」と尋ねる患者さんもいますが、「必ずしもそうではありません」と答えます。

ただし、次のことは言えそうです。肥満の場合には上半身も重く、それを支える腰や骨盤への負担も大きいのは確かです。「シーソーの原理」で、お腹の余分な脂肪を支えるために、常に腰に余分な負荷が加わるからです（図8）。

肥満は余分に脂肪が蓄積した状態ですが、それとともに筋肉の量が少なくなっており、結果、筋力や全身持久力も弱くなっています。そのために、重い物を持ち上げて運ぶなどの力も弱くなっていて、全身持久力も低いために、適切な姿勢・動作を続けにくくなり、結果、腰の鈍重感や腰痛を起こしやすくなるのです。

一方、大相撲の力士は、見かけは明らかに肥満体です。格闘技ですから、転んだり、組んだりした時にあちこちケガを負うことは当然多く、そのために休場ないしは引退

図8　肥満がもたらす腰への負担

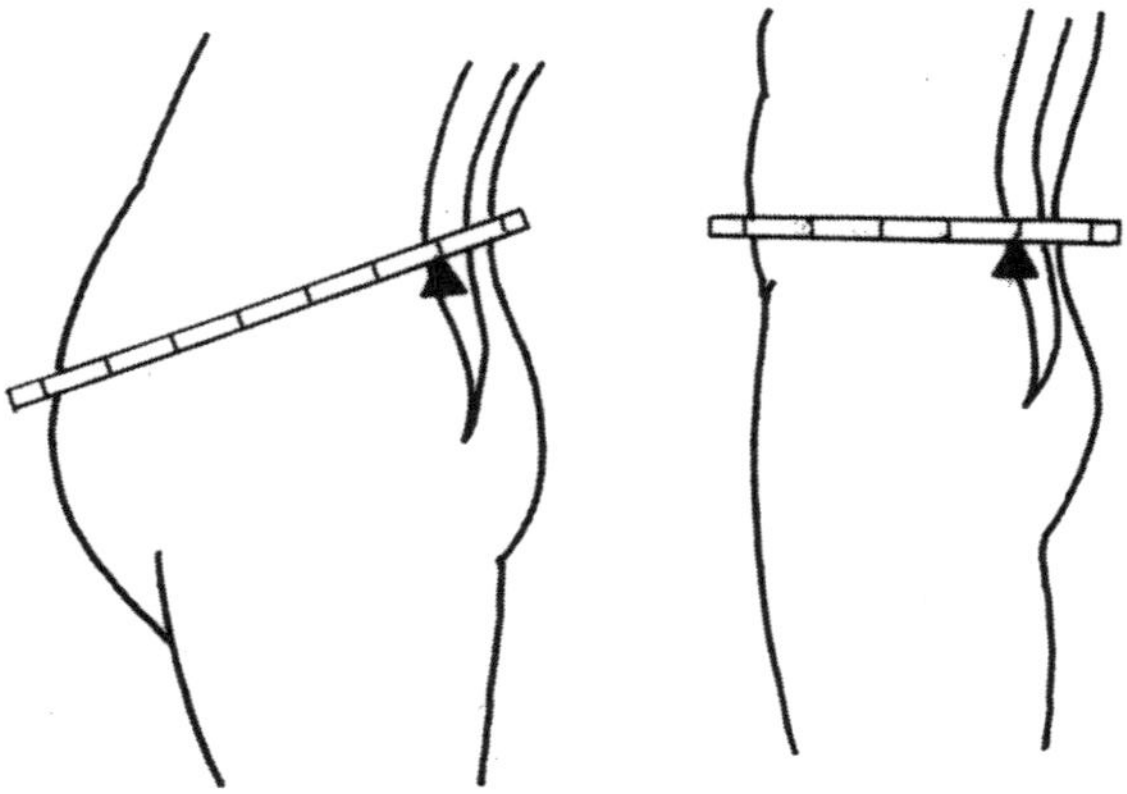

肥満でお腹に脂肪がたまると腰に大きな負担がかかる。「シーソーの原理」で、お腹側が長くなるため、それを支えバランスを取るために腰の側の短い方に大きな力が加わり、結果、腰や骨盤の疲労・緊張をもたらす。

出典）森健躬『持病の腰痛こうして治せ』講談社、1988を参考に作成

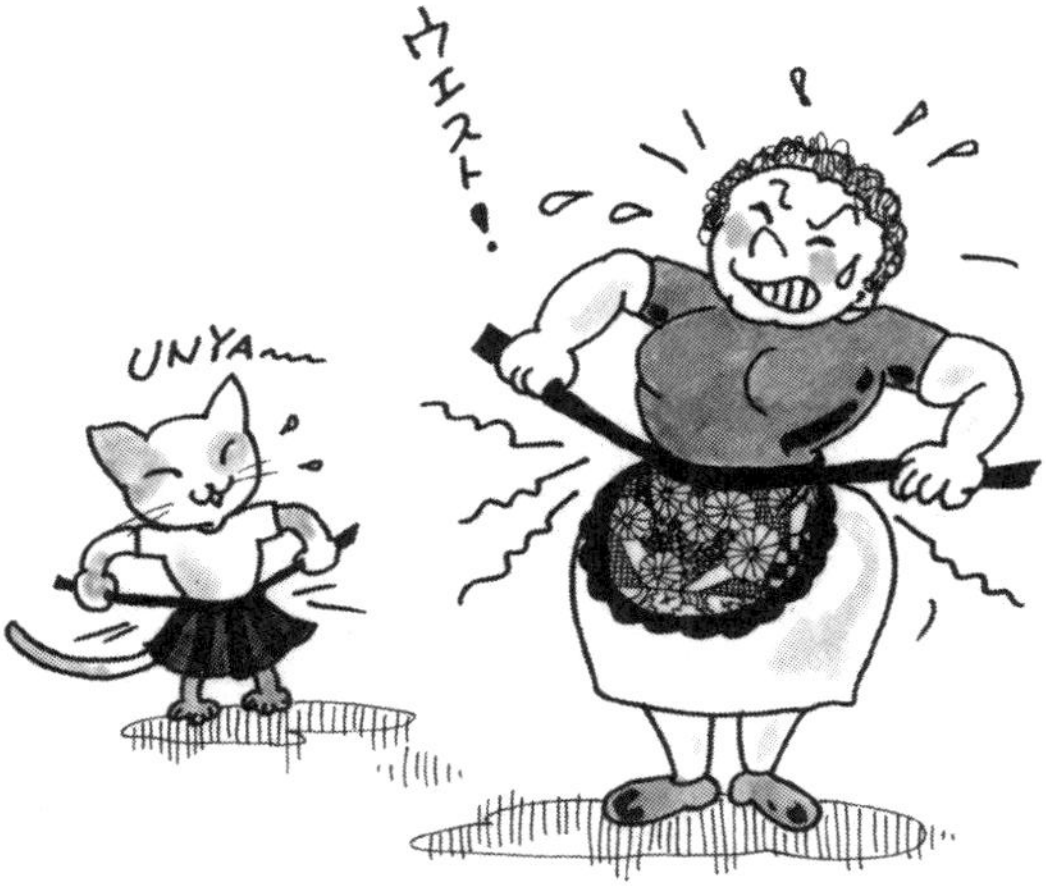

に追い込まれた力士のニュースをよく耳にします。しかし、腰痛を主な理由として引退した力士の話はあまり聞きません。毎日朝早くからの猛烈な稽古により全身に力強くしなやかな筋肉が発達し、ケガや故障を防いでいるからなのでしょう。特に、四股《しこ》を踏む動作は、腰から骨盤、脚にかけての筋肉を鍛え、柔軟性を高める実に合理的なトレーニングになっています。それが腰痛予防に結びついているようです。

また、バランスの取れた栄養は、筋肉の衰えを防ぎ、筋肉を増量させるためには欠かせません。筋肉は、タンパク質でできており、常に分解と合成が繰り返されている組織です。

筋肉が十分にある人が筋肉を維持するためには、成人の場合、一日に体重一キログラム当たりタンパク質一グラムを目安に摂取する必要があります。

例えば、体重六〇キログラムの人であれば、タンパク質六〇グラムが必要です。肉類（牛肉、豚肉、鶏肉、ハム、ソーセージなど）、魚介類（魚肉、いくら、たらこ、するめなど）、卵類、大豆製品（豆、豆腐、納豆、豆乳、油揚げ、がんもどきなど）、乳製品（牛乳、チーズ、生クリーム、ヨーグルトなど）をうまく組み合わせて必要なタンパク質を食事で摂取する習慣をつけることが大切です。

昨今、タンパク質やビタミンをはじめ、各種栄養素のサプリメントが流行していますが、食事・栄養の基本は、あくまで食習慣にあります。サプリメントは、その名の通り栄養補助物質です。いずれかの栄養物質が欠乏・不足している時に利用するのは医学的に意味がありますが（鉄欠乏時の鉄剤、亜鉛欠乏時の亜鉛製剤など）、ダイエットや筋力増強などの理由でサプリメントに頼るのは好ましくありません。

ビタミンと言えば、腰痛持ちの人の多くが不足しているのは、実はビタミンＤだという報告があります。実際に、ビタミンＤは骨粗しょう症の患者さんに対して処方さ

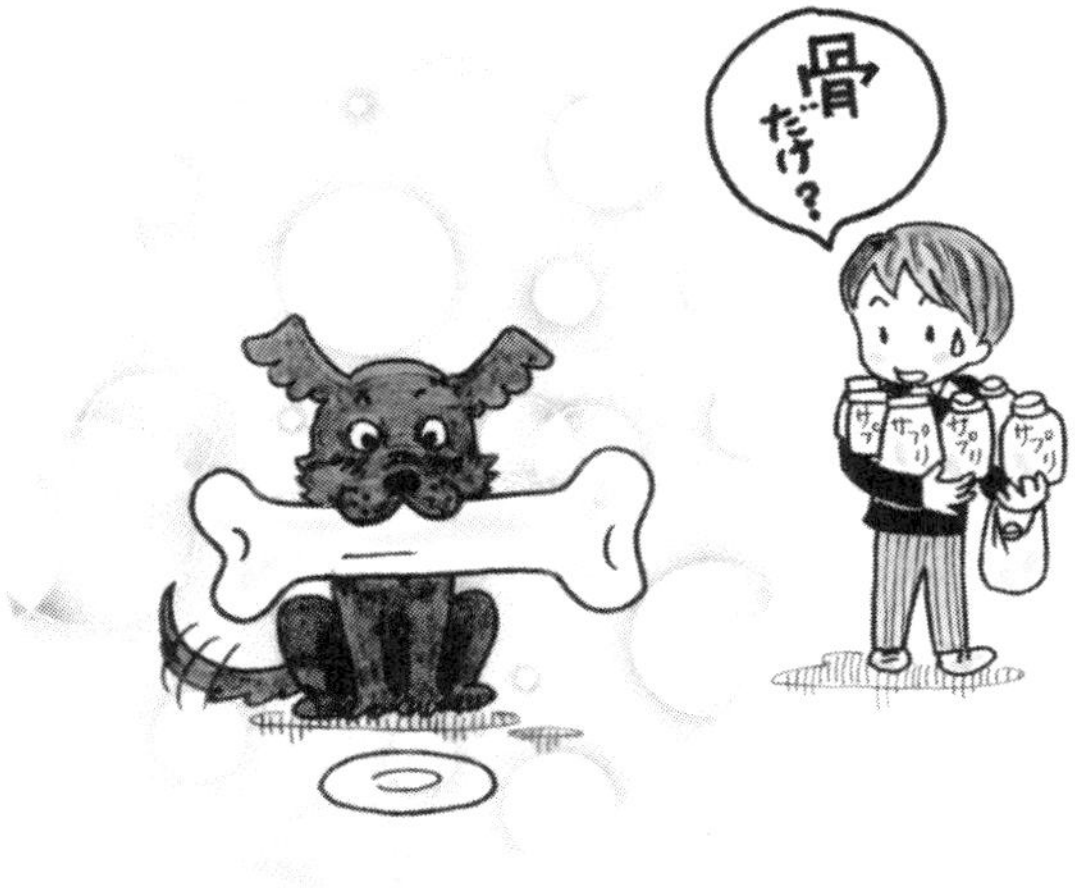

れることが多く、カルシウムの体内への吸収を促し、骨の形成にとって重要な役割を果たすことで有名な栄養素です。最近では、筋肉にも作用して筋肉の合成を促す作用があることがわかってきました。

そこで、ビタミンＤ不足が筋肉量の減少をもたらし、ひいては腰痛につながるとのメカニズムが想定され、「ビタミンＤ入りのサプリメントは腰痛を予防する」との期待が高まりました。しかし、腰痛を緩和する目的でビタミンＤ入りのサプリメントを摂取しただけでは鎮痛の効果を認めなかったとの研究報告が続き、痛みに対するビタミンＤの直接効果には疑問符が付くことになりました。

ビタミンDには全身の神経・筋肉の働きを活性化させ、歩行や日常生活動作を円滑にする効果があるので、不足していた時には、思うようにからだを動かすことができず腰痛が生じていたものが、神経・筋肉が活性化した結果、腰の鈍重感や腰痛が軽快したといったところでしょう。

繰り返しますが、サプリメントはあくまで栄養補助剤です。中でもビタミンは種類が豊富にありますが、あふれる情報を鵜呑みにして、いろいろなビタミン剤をそれこそ鵜呑みにせず、医師や薬剤師さんにしっかり相談してから、うまく利用されると良いでしょう。

(7) 腰にとって良い姿勢とは？——寝る・立つ・座る

前にも述べたように、腰痛は生活習慣病の一つです。

日常生活とか仕事上の動作、栄養状況、運動不足、体型など、いろいろなものが複合して起きるのが腰痛です。「なるべくしてなる」という存在なのかもしれません。

ですから、一つひとつの事柄、姿勢、動作などをチェックして改善・是正する努力と

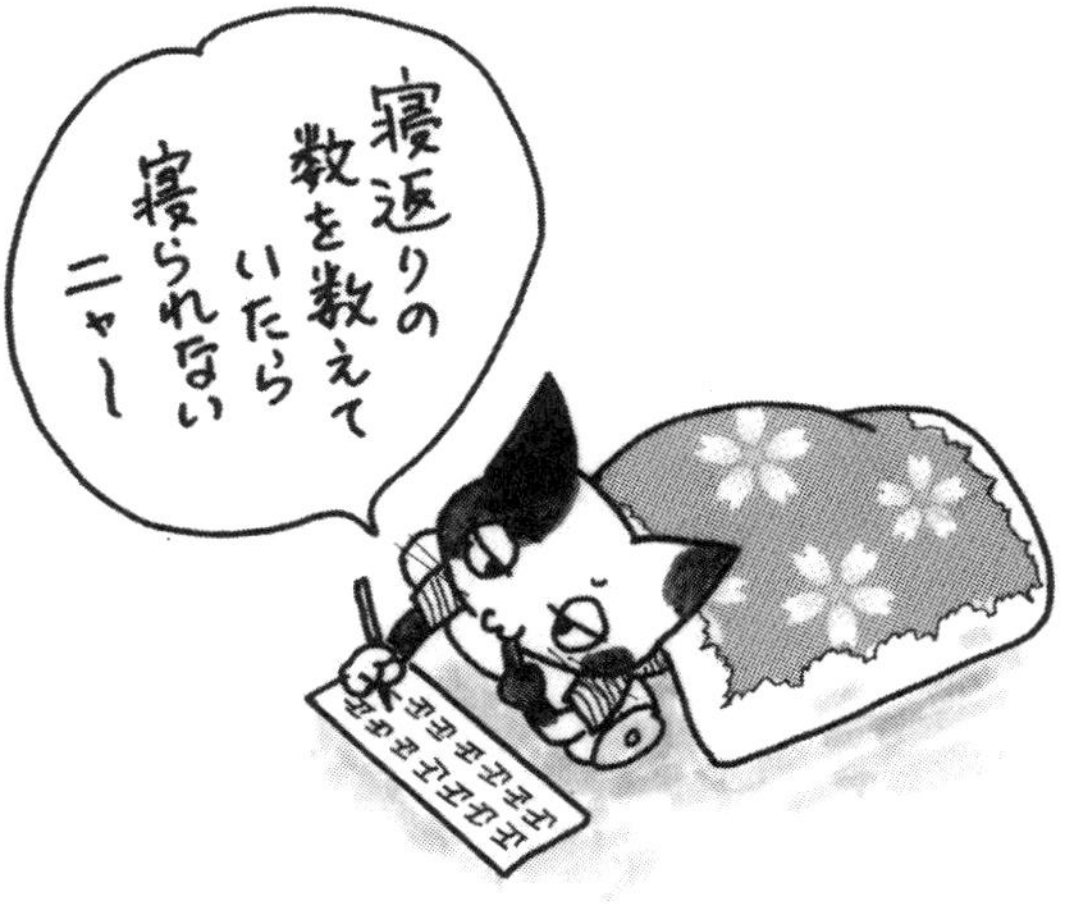

工夫が大切なのです。

寝る姿勢

腰痛は、一日の中で夕方に出やすくなります。朝からの姿勢・動作の積み重ねが腰に多くの負担をかけているので自然の流れとも言えます。中には、ゆっくりと腰を休めたはずの睡眠後、朝起きがけに痛みが強いと訴える人も結構います。これは、睡眠中に腰に不必要な負担がかかっていると考えられます。その原因の一つは、寝返り回数が少ないことです。「えっ！　寝返りが少ない方が腰に負担がないんじゃないの!?」と疑問に思われたかもしれませんね。

寝返りが少ないということは、長時間同じ姿勢であり、通常は仰向けの姿勢を取り続けているということです。そのために腰から骨盤の筋肉が長時間圧迫されて緊張し続け、筋肉に酸素・栄養を送る血管が圧迫されて血流が阻害された状態になり、老廃物や炎症物質が蓄積されることになります。これが朝目を覚ました時に腰の鈍重感や痛みを誘発するのです。さらに、長時間同じ状態にある筋肉やじん帯の柔軟性が低下し、多くの場合は硬く縮んだ状態にあるので、寝起きの時に急に伸ばそうとして痛みが出ると考えられます。

対策としては、まずはストレッチングがお勧めです。夕方から夜にからだを柔軟にしておくことで、寝返りが打ちやすい状態になります。枕も重要です。高すぎても低すぎても寝返りが打ちづらくなりますので、調整が必要です。仰向け状態で、首の位置を曲げても伸ばしてもいない中間くらいに保つことが基本です。さらに、横向き姿勢で頭の側面を枕に乗せた時に、首が左右に曲がらず、真っすぐになるのが適切な高さです。

寝具も、あまりに柔らかすぎると寝返りが困難になります。

寝る姿勢については、痛みが強くて仰向けで寝ることがむずかしいのであれば、両膝を曲げてその下にクッションを置くと痛みが緩和されることがあります。

立つ姿勢

日中の立つ姿勢も大切です。「猫背」は悪い姿勢の代表と言ってもいいでしょう。子どものころ、立っていても座っていても背中が丸くなっていたら、親や先生に叱られ、背中に物差しを入れられた経験を持つ中高年の人も少なくないでしょう。

悪い姿勢は見かけが美しくないだけでなく、腰痛をはじめ背中や首の痛みにつながることが珍しくありません。

「良い姿勢」とは、その姿勢を長く保持するのに最も疲れない姿勢のことです。例えば、器械体操の選手たちが、競技の開始と終了の時に、お腹を引いて胸を前に突き出すような姿勢をとります。これは、一般の人が腰

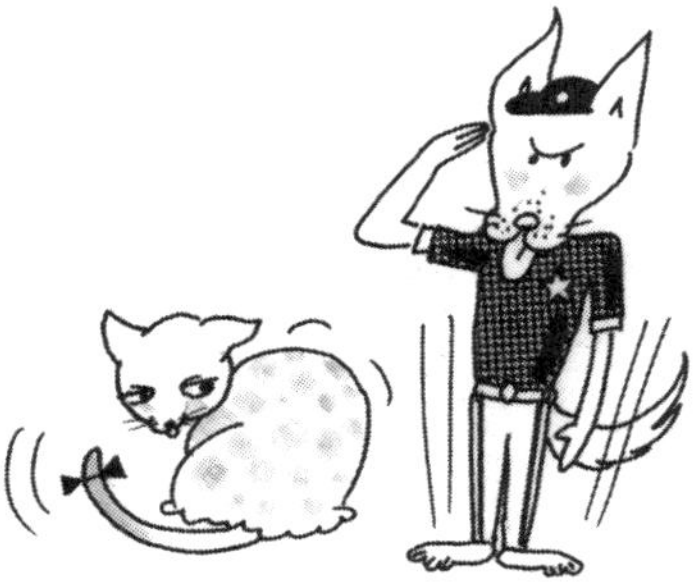

痛を予防するための「良い姿勢」ではなく、体操競技に含まれているある種の演技の一つとしての姿勢なのです。

最も疲れない姿勢とは、姿勢保持に要するエネルギーが最小で済み、その姿勢から次の動作に移る時に、無理なく円滑に動ける効率の良い姿勢です。それが、腰痛予防の観点から良い姿勢なのです。真っすぐに立った時に、からだの重心線が、耳の孔から肩を通り膝の中心を経て足のくるぶしの少々前方にくるような姿勢です。ちょうど、頭のてっぺんに結びつけられた風船の浮力でからだがまさに空中に浮き上がる寸前のような姿勢です（図9）。

座る姿勢

イスは背もたれとお尻を置く座面との角度が重要で、机仕事の場合には九〇度、用途により一一〇～一二〇度後傾になっていること、座面の大きさは座面の前縁と膝の後ろの間に少し余裕があることが望ましいです。座

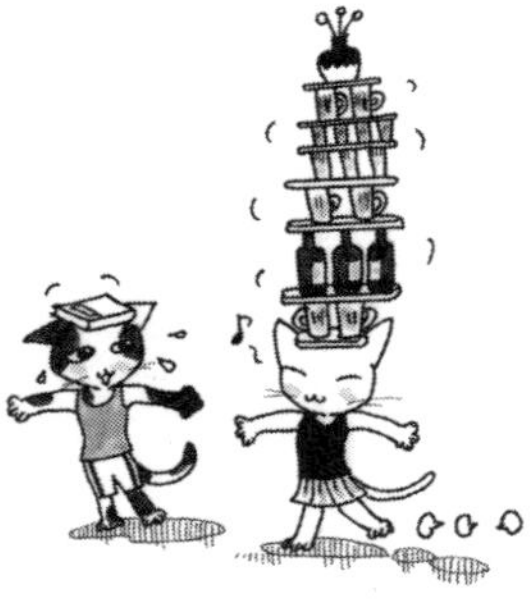

図9　良い姿勢・悪い姿勢とは

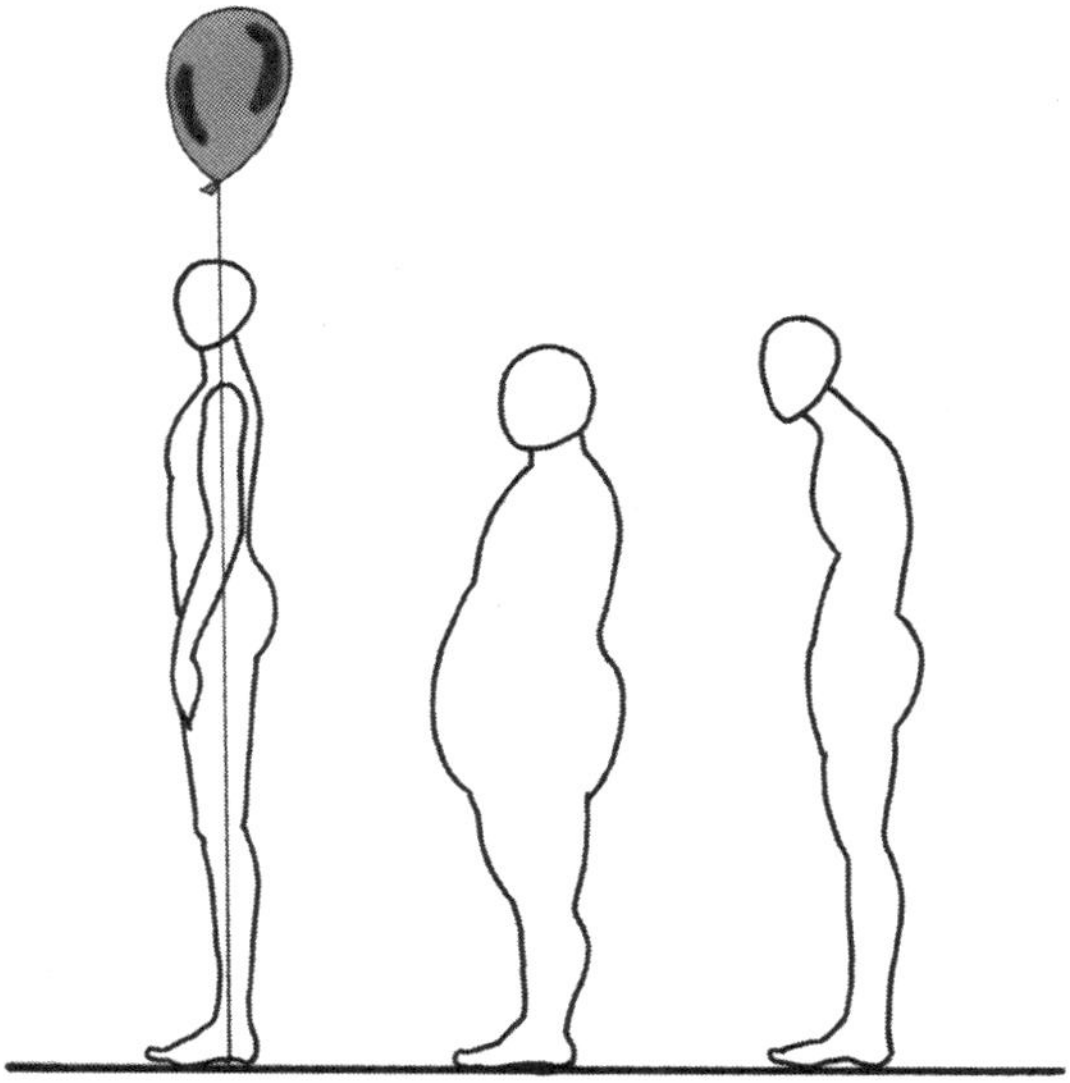

出典）森健躬『持病の腰痛こうして治せ』講談社、1988を参考に作成

面の高さを調節できるのであれば、両方の足裏は完全に床面につけた状態で、座面は膝関節が股関節と同じ高さかやや高めになるように調節します。横から見れば、大腿骨が地面と平行か、膝の方が少し上がっている状態が良いでしょう。

座り方ですが、座面にお尻をおろす際に、前かがみの状態からお尻を座面の一番後ろまで引くと良いとされています。からだの前面と机をできるだけ近づけます。さらにパソコンなどを操作する長時間の仕事での疲れを予防するためには、肘関節が直角になっていること、そしてディスプレイを見る目線が机と平行もしくは若干下向き（上向きで作業を続けるとドライアイなどをきたすことがあります）になっていることが望ましいのです。

よく立派な応接室に備えられている、腰掛ける部分が低く、しかも柔らかなソファ（高級なものが多いのですが）は、お尻が沈んでしまい、不自然な姿勢で腰に負担をかけやすく、鈍重感・腰痛を引き起こす原因となることがあります。こうしたイスに座らなければならない時には、できるだけ前

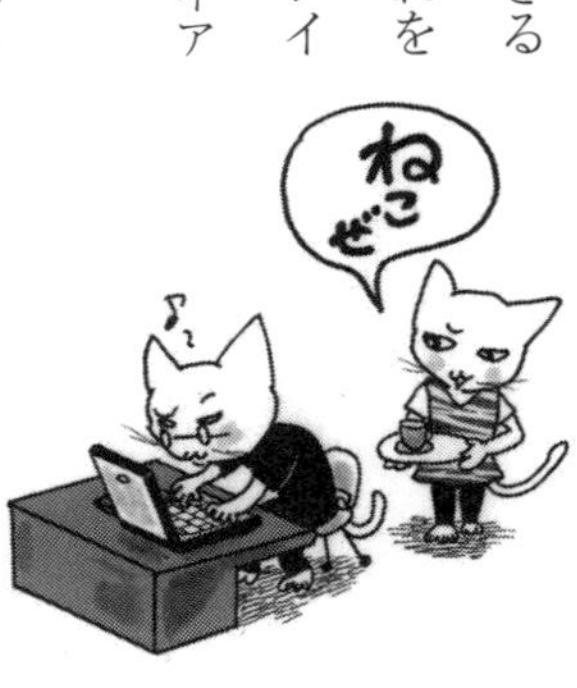

方の端のやや硬い部位に座り、あまりお尻が沈まないように浅く腰掛けるのがコツです。さらに言えば、できる限り早くそのイスから脱出するために、早めに話を切り上げることですね。

自動車の運転を長時間続けていて腰の鈍重感や腰痛をきたすことは少なくありません。背もたれに上半身全体をもたらせたり、リクライニングシートを後ろに若干傾けて運転すると、楽なように見えても、膝関節の位置が股関節のレベルよりも下位にあり、膝や骨盤に不自然な緊張や疲労をもたらす原因となります。

基本は通常のイスに座る姿勢と同様に、膝を曲げて、股関節のレベルと同じ高さよりやや高い位置とし、リクライニングシートを傾けることなく、背もたれにはほぼ直角に接して運転するのが良いのです。なお、常日頃、ほとんど歩くことなく、「移動の時にはいつも車」という人は、下半身の筋力が衰え、結果、腰痛を起こすリスクが高くなります。したがって、自動車の運転をする時の姿勢云々というよりも、普段よく歩くことの方がより大事と言えます。

床や畳に座る姿勢では、男性がしばしば行うあぐら（胡座）があります。実はあぐら姿勢は、腰にとってはつらい姿勢です。お尻が沈んだ状態で上体を起こし、太ももの後ろと腰の筋肉やじん帯に緊張を強いるため、長くあぐらをかいていると腰の鈍重感や腰痛を生じることになります。

畳の上で徹夜マージャンをして朝起き上がった途端に四人とも「腰が痛い！」と訴えるエピソードは結構多いものです。

大相撲の力士が、次の土俵を待つ時、大きな座布団を二つ折りにしてお尻の下に置いたりして楽にあぐらの姿勢を保とうとしています。こうすることで、お尻が沈むことなく、腰にも膝にも負担をかけることなく、心静かに土俵上の出番を待つことができるのでしょう。

日本料理のお店の畳の座敷では（掘りごたつ式の備えがない場合）、多少行儀が悪いかもしれませんが、二つ折りの座布団をお尻の下に敷くことで、腰に負担をかけずに美味しい料理や飲み物を楽しむことができます。

(8) 腰にとって良い姿勢とは？——旅行

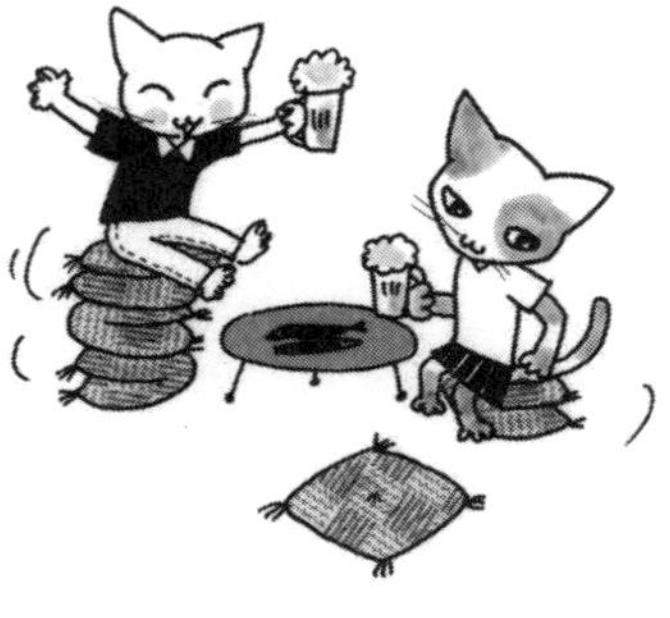

楽しい旅行中に、あるいは帰宅後に旅行の余韻に浸る間もなく腰痛を生じて困ったという人もいることでしょう。あるいは、旅行中にレストランやホテルでホッとした時に、腰に鈍重感を覚えた人も少なくないと思います。

すでに腰痛を抱えている人にとっては、乗り物での長時間移動は憂うつです。中でも、海外旅行となると、飛行機のフライト時間が一〇時間を超えることもあり、まさしく腰痛との戦いになります。

長時間移動をする乗り物の多くは、リクライニングシートが備わっており、道中リラックスして過ごせるはずなのですが、実は長時間背もたれに寄りかかっているこの姿勢は、リクライニングシートを後ろに倒して自動車の運転を行うと腰痛を起こすパターンと同じなのです。至福と思えるこの姿勢は、腰椎の自然なカーブの形を崩してしまうからです。機内には毛布がありますが、できれば二枚もらい、一枚は折り畳んで座席の背もたれ側に置いてその上に座ります。座面の前方が低くなり上半身は自然に前方に傾くので、腰椎は自然なカーブを描きます。この際、背もたれと腰部の間にできるすき間に、もう一枚の毛布を丸めて当てると腰の自然なカーブが保てます、毛布がない場合は、事前に腰痛対策用のタオルなどを用意して出掛けましょう。

また最近は、空気を入れるタイプの腰枕など、トラベルグッズの売店には長旅対策のグッズが豊富に揃っていますので、ご自分で確かめてみてください。これだけグッズがあるのは、数多くの旅行者が旅行中に腰痛に悩まされている証しでもあるのです。

このように腰痛対策には正しい姿勢が大事です。ただし、長時間「同じ姿勢」でいることも問題なのです。同一姿勢を続けることは、筋肉やじん帯の疲労のもとです。時々は立ち上がる、歩き回る、前かがみをして立つ、背中を伸ばすなどをしてください。これらの動きをすることで、まずは鈍重感から腰を守り、腰痛などの予防につながります。

「腰痛など」と言いましたが、長時間移動の同一姿勢で気をつけなくてはいけないことは、他にもあります。エコノミークラス症候群（静脈血栓塞栓症）です。最近はエコノミークラスに限らず、飛行機の中に限らず発

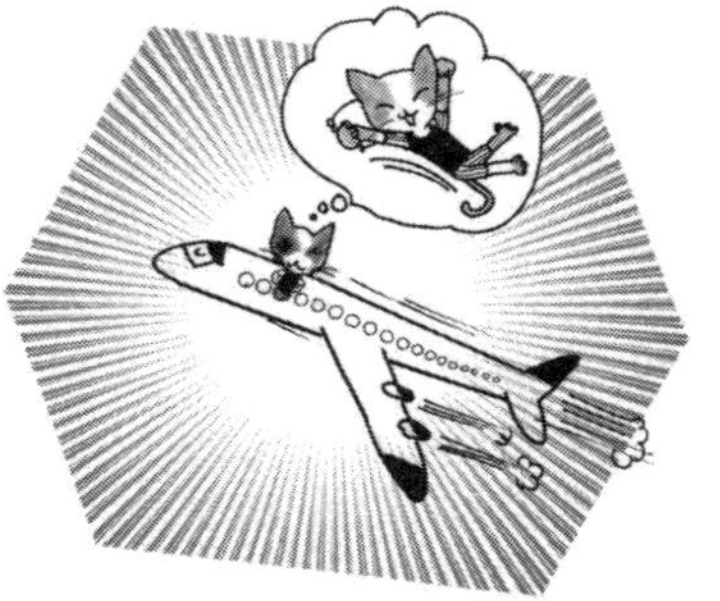

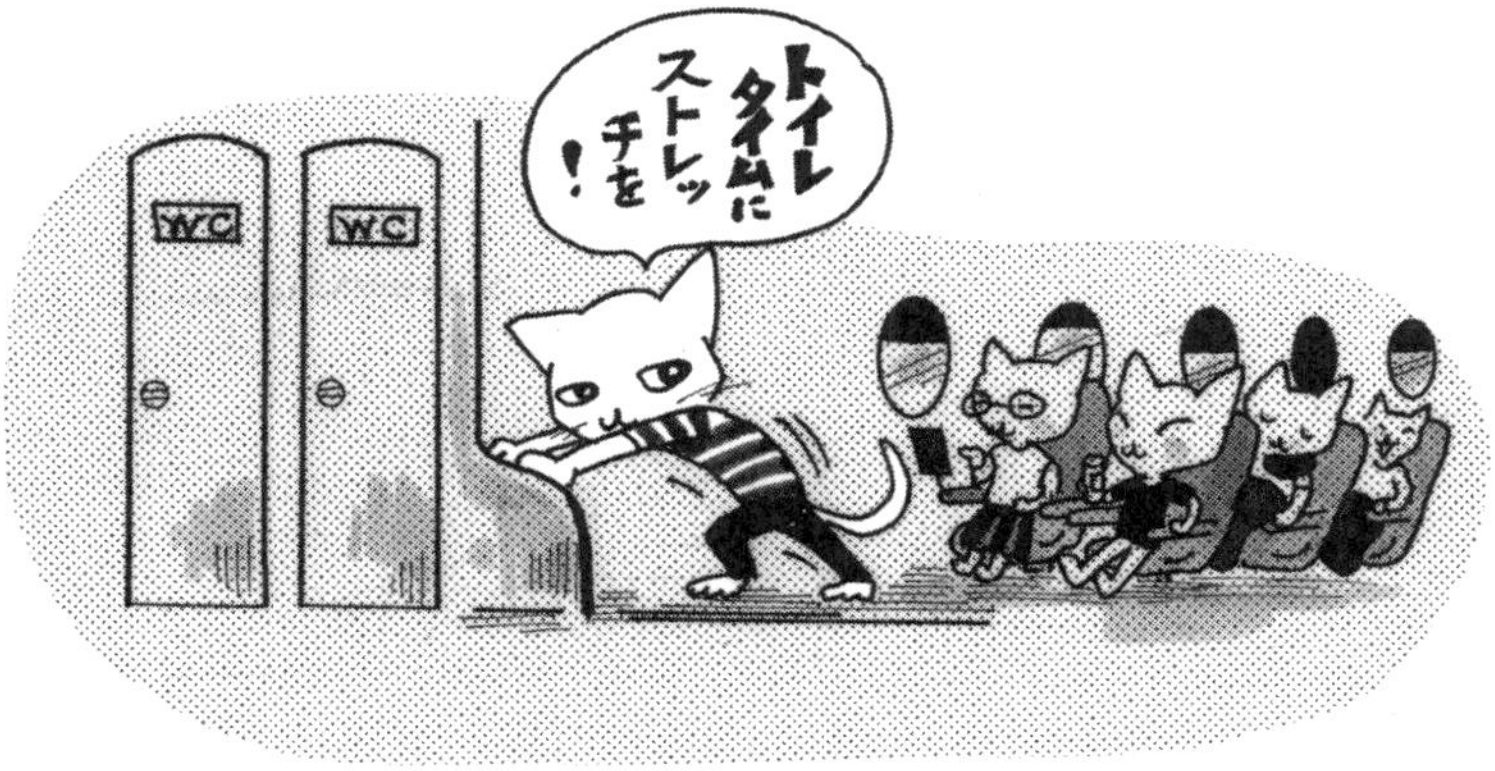

症することがわかっています。長い間座っている結果、下肢の静脈の血流が滞って血の塊ができてしまう病態です。この塊が肺などの重要な臓器に飛ぶと、場合によっては命に関わることもあるのです。

エコノミークラス症候群を防ぐ意味でも、座っている時間が長くなる場合はトイレタイムをうまく取り、歩く距離を増やしたりスペースの広い所で軽くストレッチングをするなどして、腰をリセットしてあなたの腰を守りましょう。

第2章

腰の鈍重感・腰痛を解消するには

1　座談会――腰痛について、ドクター黒柳と話そう！

黒柳　腰痛について、腰痛で悩んでいらっしゃる皆さんと、ざっくばらんに意見交換をしたいと思います。

A　私、ギックリ腰を二回しています。一度目は一〇年前、二番目の子がまだ赤ちゃんで抱っこから降ろした時。二度目は昨年です。玄関に置いた買い物袋を持ち上げた時にきました。

黒柳　おいくつくらいの時ですか。

A　最初が三一かな、二度目は四〇の時です。動けないし、立てないし、痛くてしゃべることもままならないし、今では「お母さん、靴下も一人で履けなかったよね」と家族は笑って言いますが、もう二度とごめんです。

C　ギックリ腰って、やっぱりそんなに痛いんですね。私はまだ腰痛の経験がないんですが、母が坐骨神経痛になったり、ダンスをしている友人や販売員をしている友

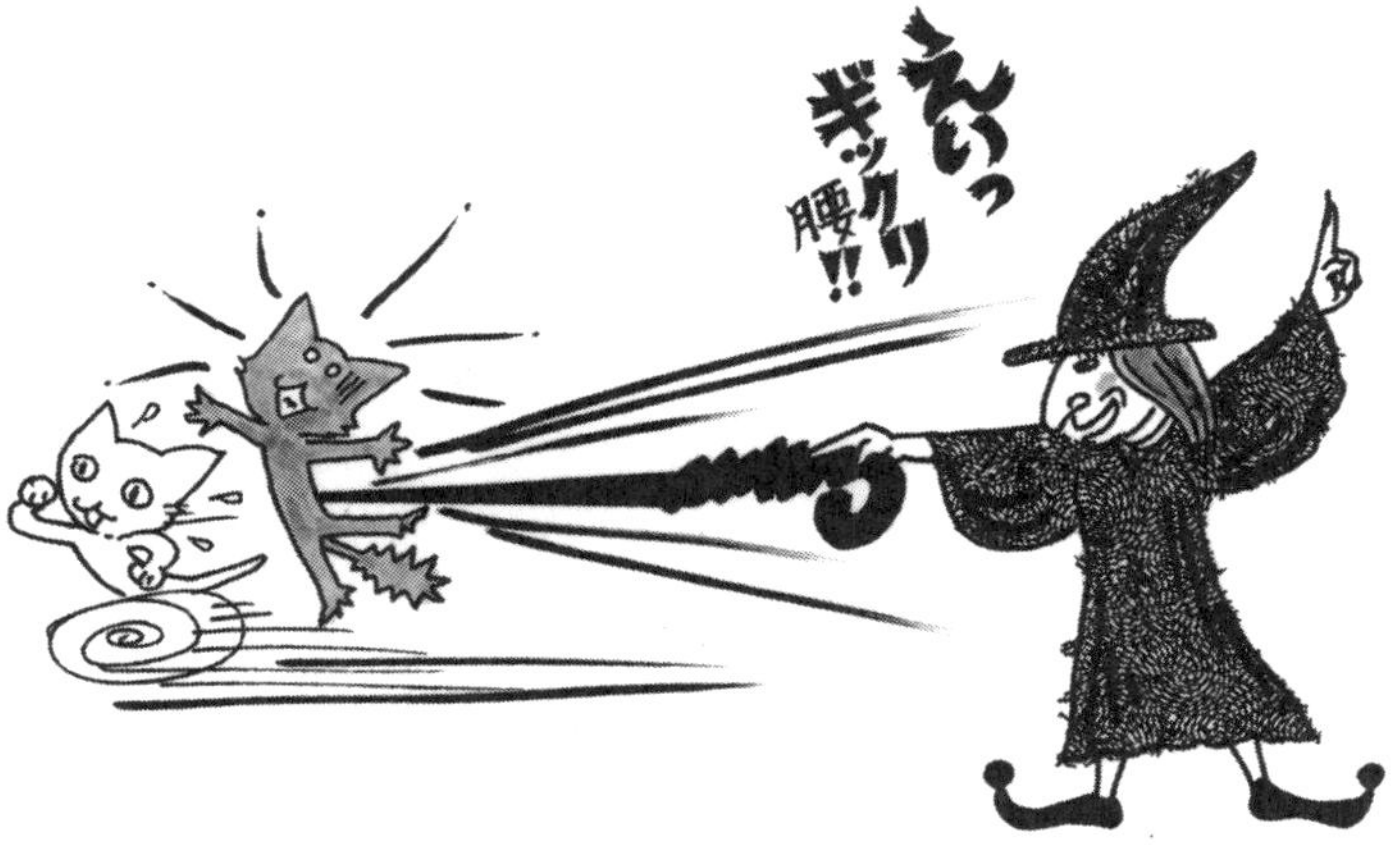

人が腰痛になったりしているので、知識は得ておこうと思って今回は勉強のつもりで座談会に参加しました。何かおかしなことを言うかもしれませんが、よろしくお願いします。

A　腰痛を知らないなんてうらやましい！本当に、痛いなんてもんじゃないですよ。なんでも経験した方がいいとは言いますが、これぱっかりはしない方がいいです。

黒柳　ギックリ腰は「魔女の一撃」と言いますから、相当な痛みです。でも、激痛を発症する前に鈍重感があったのではないですか？

A　今振り返ると、思い当たる節はあるんです。でも最初の時は、二人の子どもの食事、片付け、保育園の送り迎え、洗濯、買い物、お風呂、寝かしつける、という毎日で、腰が重いのか、からだがだるいのか、なんだかわかりませんでした。とにかく夜ふっとした時に鈍重感を感じても、「寝たい！」という気持ちが先に立って何もしませんでした。

C　じゃあ、病院とか行かなかったんですか。

A　さすがに一度目の時は、ちょうど母がいたので病院へ行きましたが、ギックリ腰はとにかく安静が一番と言われました。二度目の時は、二〜三日の安静でなんとかなるとわかっていたので、パートも休んでできるだけじっとしていました。夫も子どもたちも手伝ってくれましたし。

C　ちなみに、「ドンジュウカン」ってなんですか？

黒柳　鋭い痛みではなく文字どおり、鈍く、腰がなんとなく重たいような感じの痛みで（二〇ページ参照）、激痛ではないので、我慢してやり過ごしてしまいがちなんですが、これを見逃すと、のちに強烈な痛みを伴う腰痛を発症してしまう可能性が大きくなります。

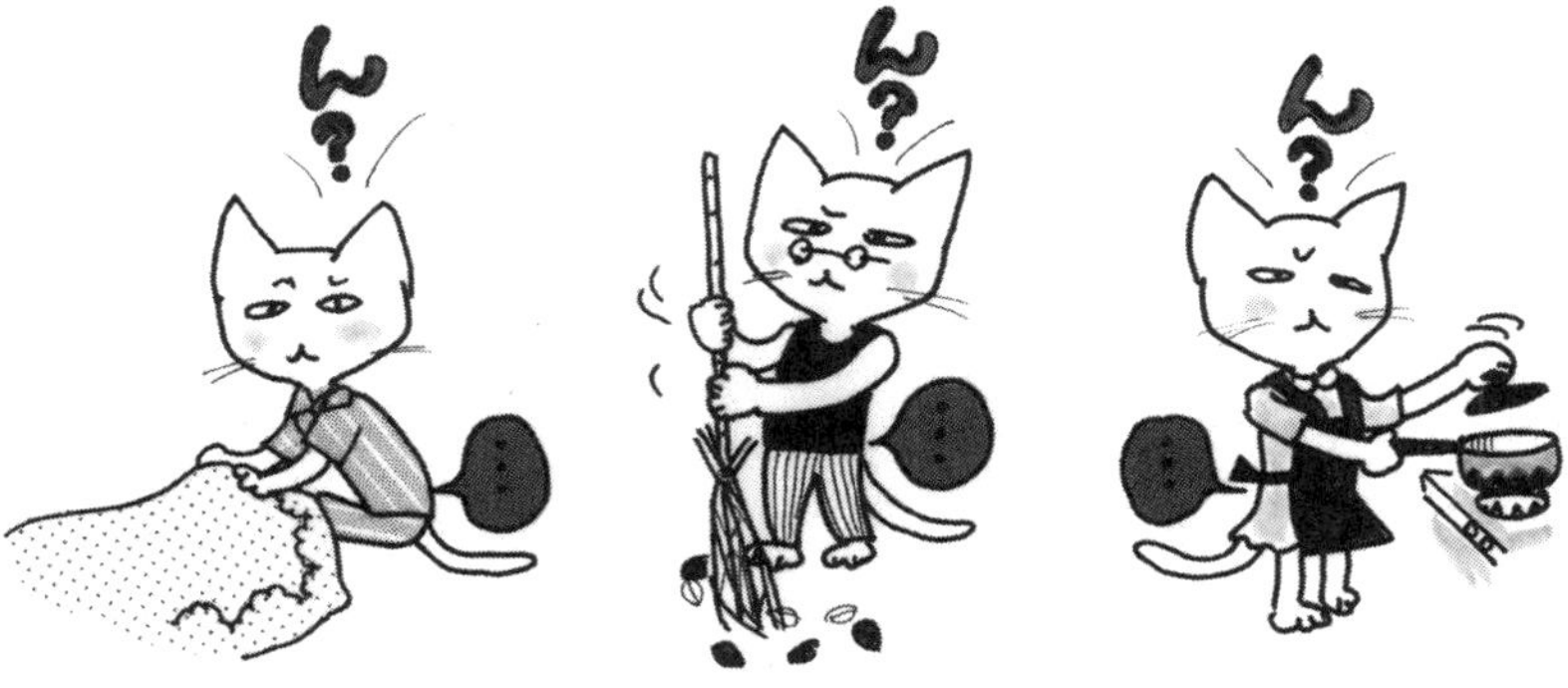

Ａ　でも、毎日の生活に忙しいというか、生活に夢中だと、自覚するのはむずかしいかもしれません。私も二度やりましたから、今はなんとなく「あやしいなあ」というのはわかるようにはなりましたけれど……。だいたい疲れがたまってきたなというころにドーンと感じます。

Ｂ　僕は腰痛歴が長いので、鈍重感はよくわかります。今は来たら黄色信号だと認識します。鈍重感を感じたら、これ以上ひどくならないように、ストレッチングや筋トレなどを慎重に普段より多めにするようにしています。もちろん、いつもしてますし、イスや姿勢にも気をつけるようにしてるんですけどね、それでもやっぱりなる時はなりますね。

C　腰痛歴、どれくらいなんですか。

B　高校、大学とラグビー部で、そのころから腰に違和感があったので、かれこれ三五年くらいでしょうか。

A&C　え！　そんなに？

B　声が揃いましたね（笑）。そうなんですよ。しかも仕事が営業だったので、革靴で歩き回っていたのもひどくする要因になりました。今はスーツでも履ける、足腰に負担の少ない靴があるのでそれにしていますが、昔はそういうのがなかったですからね。

黒柳　歩くことは腰痛予防に限らず、体調を整えるためにはとても良いことなんですが、靴、鞄、鞄の持ち方、洋服、さらには食生活や普段の姿勢、歩く姿勢などによっても、あまり無理が続くと鈍重感や腰痛を引き起こす原因になります（五八〜八一ページ参照）。

C　結構、重要なんですね、鈍重感……。

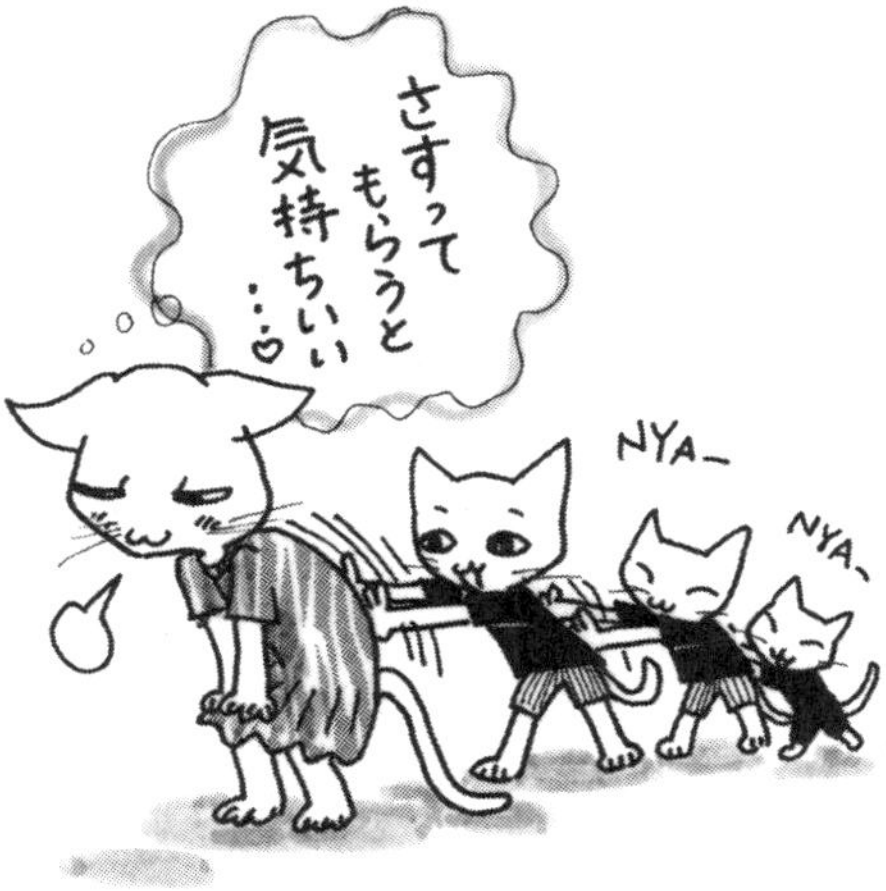

黒柳　そうですね。少しずつコップに水をためていって、最後はあふれてしまうように、さまざまな要因が積み重なって、我慢の限界を超えて痛みは生じます。なので、よく「突然腰痛になった」と思いがちですが、多くの場合、鈍重感というお知らせが事前に腰に来ているはずなんです。

C　そういえば、母が半年ほど前に坐骨神経痛になった時、その前から腰に少し痛みがあったみたいで、私が家にいると、「さすって」と言われたのを思い出しました。

黒柳　おそらくお母さんは、鈍重感を感じておられたんでしょうね。

B　まさに手当てですね。でも、不思議とさするだけでも痛みは和らぎますから。僕は腰痛が「日常」になっているので、マッサージ、ハリ、整体、指圧、良いという評判を聞いたら、どこにでもすぐに出掛けます。

A　日常はつらいですね。私も鈍重感が来たら近くの整体に行きますが、あの痛みが日常だったら、と思うとぞっとします。Bさんの病名はなんですか？

B　最初は椎間板ヘルニアです。僕らの時代、運動部員のからだのケアやメンテナンスは今のように積極的ではなかったし、なんとなく若いってだけで乗り越えられる気がしたんですよね。その先、年を取って体力が落ちていくなんて想像もしてないですから（笑）。その後、ひどくなって脊柱管狭窄症にもなりました。それに一〇年ほど前、引っ越しをしたんですが、その時も腰を傷めたんです。もう僕の腰は完治しないでしょうね。

C　手術しても治らないんですか。

黒柳　Bさんの場合、ラグビーを経験して、年齢を重ねたことなどを考えると、この痛みは自然のことで、特別病的な原因は考えにくいですね。腰痛の原因が特定されていないのに、単に腰痛を解消する、あるいは軽減するための手術はほとんどの場合、行うことはないんですよ。

B　同じことを主治医にも言われました。痛みが強い時は、消炎鎮痛剤を処方されます。

A　コルセットとかはしないですか。私はしました。

B　します、します。朝のラッシュ時などは、ないと不安です。そのまま付けっぱなしの時もありますが、会社ではなるべく外すようにしています。

黒柳　その方がいいですね。どうしても頼ってしまいますからね。

C　頼ってはいけないんですか。

黒柳　腰痛を軽減する、あるいは腰痛を予防するためには、ご自分の筋肉、特に腹筋や背筋をある程度鍛えておく、ストレッチングなどをして筋肉をしなやかにしておくことの方が大切なんですよ。

C　大人になっても筋肉って鍛えられるんですか。

黒柳　もちろんです。人のからだって結構すごいんですよ。高齢者でも、若いころに

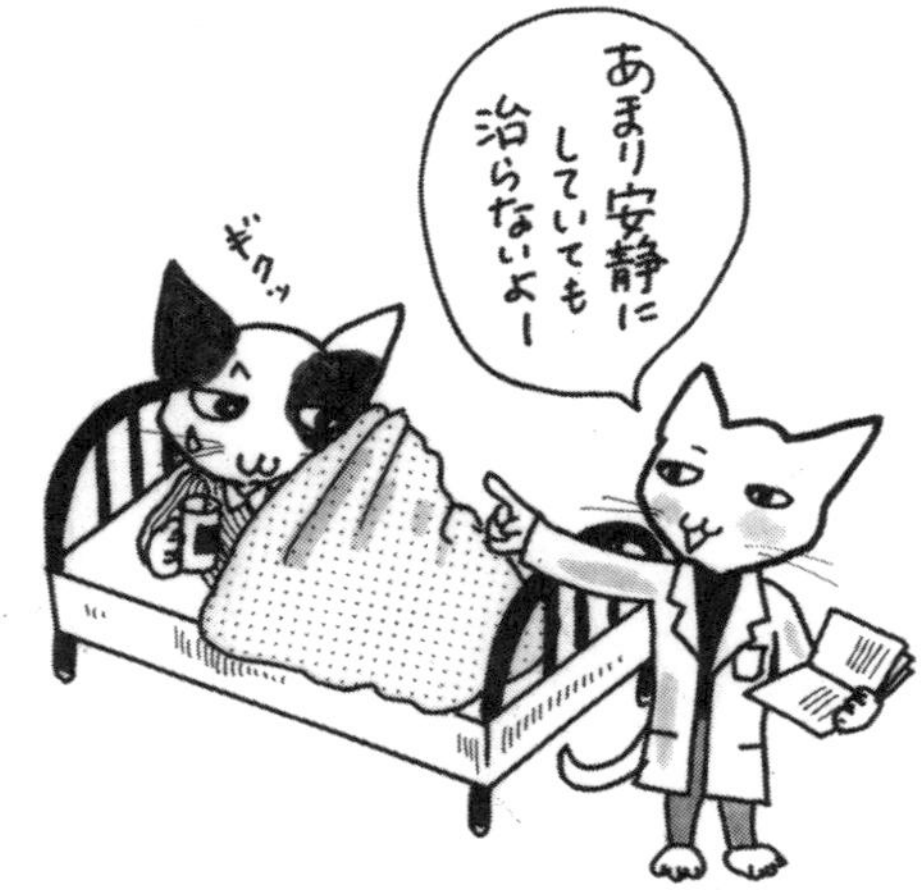
あまり安静にしていても治らないよー
ギクッ

運動経験がないという人でも筋肉は強くなります。ただし、私の言う「鍛える」とは、「意識して動かす」程度だと思ってください。いきなり無茶や無理をして、かえって腰を傷める場合もありますからね。最初は専門家などからアドバイスを受けることをお勧めします。毎日の運動が大事ですよ。ただ、運動をしているからといって油断をすると、ドーンと痛くなりますね。

先ほどね、Aさんが安静第一とおっしゃったでしょ。もちろん痛みが強い時は安静第一なんです。でも、痛みがない時や鈍重感程度の時の過度な安静は「痛くならないように」とかえって意識してしまって痛みが慢性化する危険があるので、安静のしすぎも実は要注意なんですよ。

A　そうなんですね？　では、定期的なスポーツ、例えばバレーボールやテニスなどを週一回するとか、そういう運動を続けるというのはどうですか。

黒柳　もちろん、心身のリフレッシュのためにも定期的なスポーツはとても良いことです。ただし、スポーツをする前後のストレッチングなどは丹念にすることが重要です。一見、スポーツは全身を使っているように見えますが、案外、そうとも言い切れないので、バランス良く全身に神経を行きわたらせながらケアをしてください。特に年齢が上がれば、それだけ筋肉なども硬くなりますから。

C　水泳は全身運動だと聞いたことがあります。

B　僕も最近、コーチについて泳ぎ始めました。

黒柳　確かに水泳は全身をバランス良く動かすスポーツですが、競泳選手

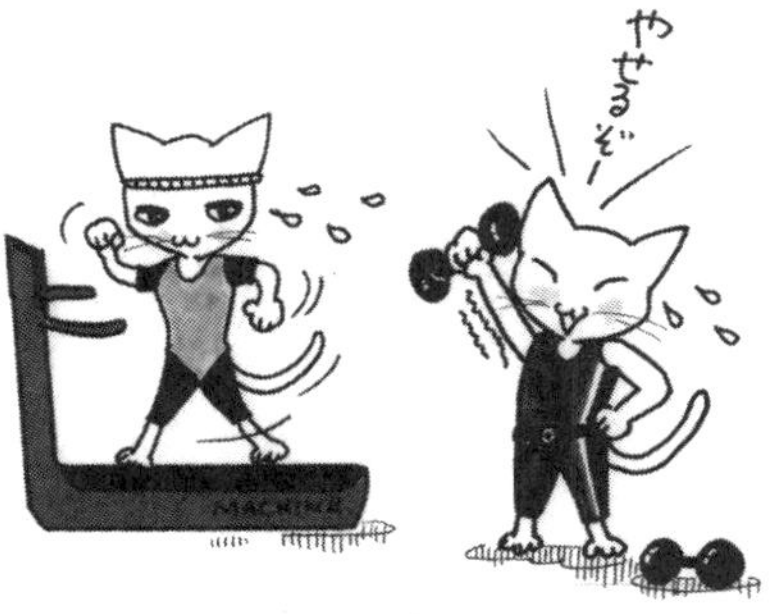

にも腰痛持ちはいるんですよ。どんなに良いものでも、大変な負荷と練習量になると、どこかに影響が出るということです。ただ、水中で歩く、動くというだけでも、一般の方には結構な運動量になるので、腰痛の心配のない方にもお勧めです。

A　いいとはわかってるんですけどねえ、今さら水着になるのが、ちょっと……（笑）。

B　僕も最近お腹が出てきて「おっと」と思いましたが、案外、皆さん平気というか、同じような人が多いというか（笑）、自分で思っているほど周りは気にしていないもんですよ。そもそもみんな「からだのため」という同じ目的でプールに来ていますから大丈夫ですよ。

A　じゃ、やってみようかなあ。水着買わないと！

B　あと、キャップとゴーグル。でもそれだけだから、プールは（笑）。ところで先生、ちょっとうかがってもいいですか。

黒柳　はい、なんでしょう。

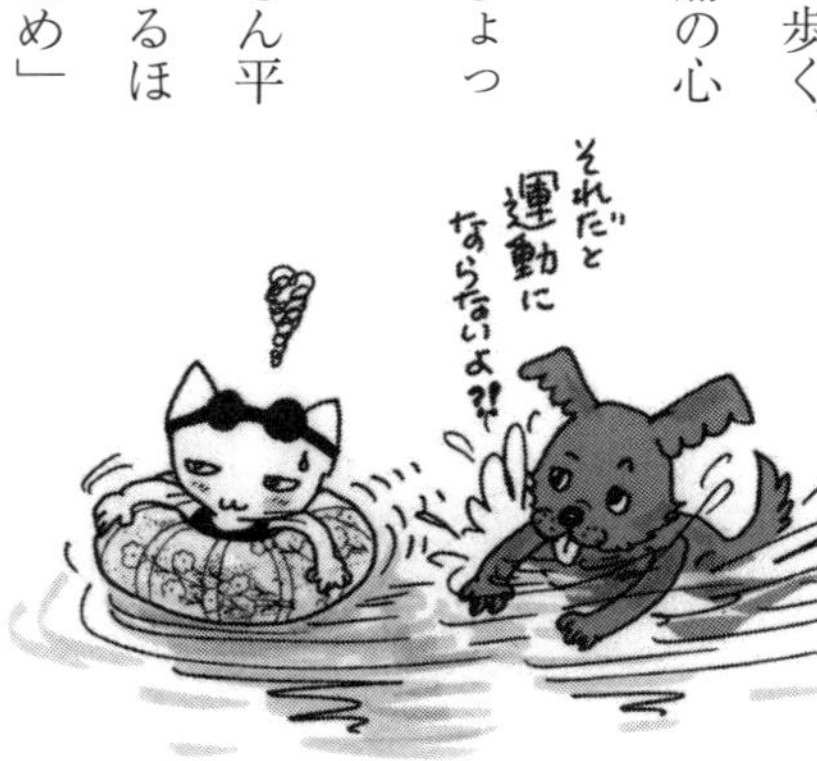

Ｂ　これまで、マッサージやハリなど、いろいろなことを体験しても「これ！」というものが、いまだにわからないんです。何が良いのか、何を基準に判断したら良いのでしょうか。

黒柳　それは非常にむずかしい質問ですね。大変申し訳ないのですが、正直、なんとお答えしていいか迷うところです。ただ、誤解をしないでくださいね。マッサージなどの手技の効果は科学的にも証明されていますし、痛みが解消されている人がいることも事実です。実際、私もマッサージに行きますし、温泉も大好きで、からだがほぐれているという実感はありますから(笑)。

Ｃ　西洋医学と東洋医学の差ということですか。それともそれぞれの先生との相性ですか。

黒柳　西洋医学と東洋医学の考え方、出発点がそもそも違うので、その差はあると思います。しかし、どちらも時間をかけて積み重ねてきた学問です。いずれが勝っているということはありませんし、昨今、両者を組み合わせて治療をしているドクターもいます。また、相性で言うならば、先生というよりも各治療との相性かと思います。Bさんは良かったなあと思っておられる治療はないんですか？

B　治療の後は、どれもすっきりしたなと思うんです。ただ、評判を聞くとまた別の所へ行ったりして、それでわからなくなるんです。強いて言えば、指圧かなあ。押してもらうと効果があるような気がします。

黒柳　最近は口コミが重要な情報源ですからね。いろいろ試されるのもいいと思いますが、効果を感じられた治療があったのなら、しばらくはそれを続けられると判断基準になるかと思います。一二三ページからの第3章で紹介している新しい手技（UPM）も今後視野に入れてはいかがでしょうか。

A　東洋的な治療は鈍重感のある時が効果的なんですか。

黒柳　できれば完全な腰痛になる前の鈍重感の時に。もっと良いのは、痛くない時からからだを良い状態に整えておくことの方が重要です。美容だってそうでしょ、日焼け止めクリームとか事前に丹念に塗るでしょ（笑）。

A　確かにそうですね（笑）。

C　腰痛になりやすい職業とかあるんですか。私は事務職なので、座っていることが多いんですが、友人は立ち仕事で腰痛になっているので……。

黒柳　運転手さんやキャビンアテンダントさんなど、腰痛になりやすい職業が列挙されますが、極論を言うと腰痛になりやすい職業を断定することはできません。その人の元々の骨格や柔軟性、体力の違いもありますし、そもそも腰痛になる大きな要素は「同じ姿勢（特に無理な姿勢）を長時間続ける」ことが原因です。座りっぱなし、立ちっぱなしという状態が腰痛の原因になりやすいのです。

Ｃ　じゃ、仕事の合間にもちょっと立つ方がいいんですね。そういえば、ふとした時に腰に手を当てていたりして、後輩に笑われたことがあります！

黒柳　実は座っている時の方が、立っている時よりも腰への負担があるという報告もあります。上司にさぼっていると思われない程度に、トイレに立つ、飲み物を取りに行く、背伸びをする、時には屈伸運動などもいいでしょうね。

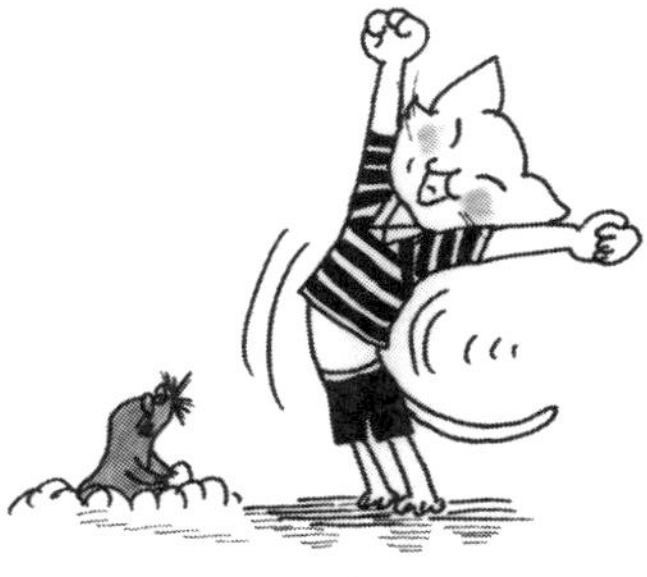

A　何事もやりすぎずバランス良くほどほどに、ということですね。

黒柳　そうですね。そして、自分のからだから発せられる信号、例えば腰痛の場合なら、鈍重感にきちんと気づいて、すぐに対応することが重要です。無視をすると後でもっと痛い目に遭います。トップアスリートは、少しの変化にすぐ対応するから競技を続けられるのです。Aさんはギックリ腰二回経験者で、普段、何もしていらっしゃらないようなので、日常生活を少し見直されて、鈍重感を感じないからだづくりをしてみてください。

A　この本を読んで、ちょっと勉強します！

B　やはり覚悟はしてますが、根気も必要ですね。

黒柳　あまり大げさに考えることはないですよ。運動もケアも、「治療のため」と考えず、リラックスして「気持ちの良いことなんだ」という意識でしてください。病院でケアを受ける際は、先生と会話を楽しむような気持ちでもいいですよ。

C　うちのおばあちゃんも、病院で友達と会っておしゃべりするのが楽しいって言ってました（笑）。

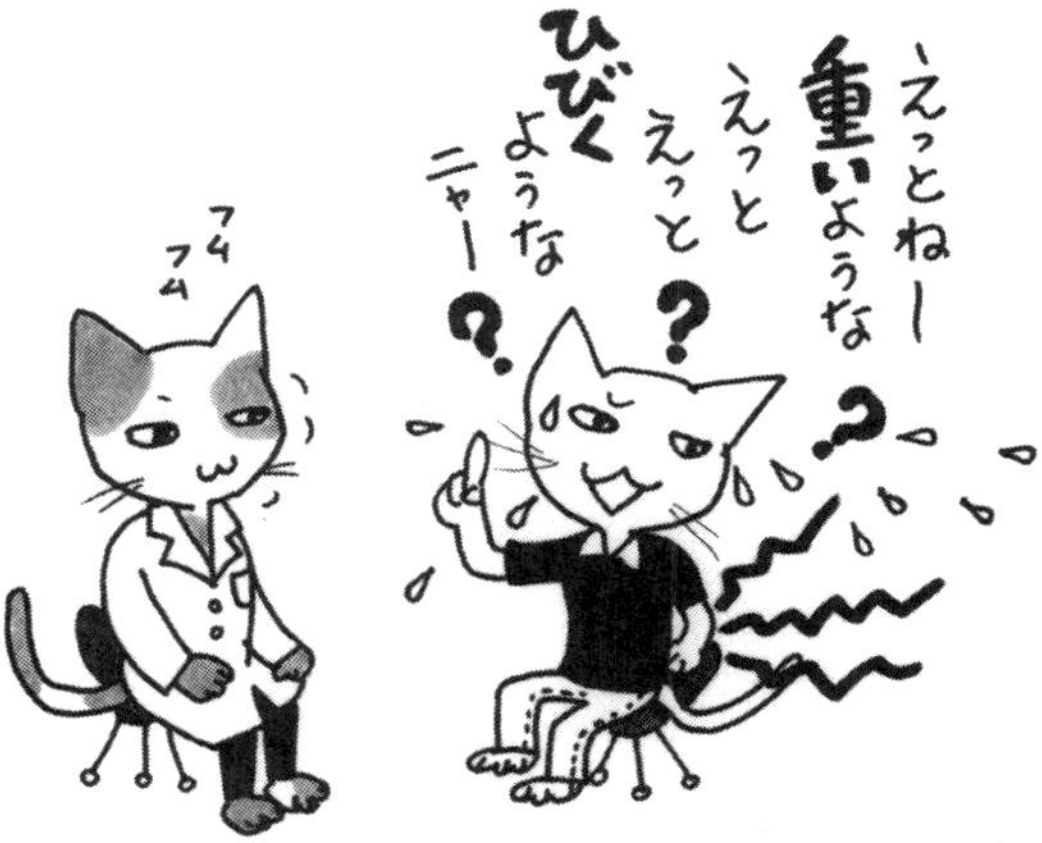
えっとねー
重いような？
えっと
えっと？
ひびくような
ニャー？
フム
フム

黒柳　それくらいの気楽さがいいですね。でも腰は、「からだの要（かなめ）」です。腰がままならないと、本当に身の置き所がないとてもつらい状況になります。今回は、重篤な病気に至らない腰痛のお話でしたが、中には内科的な病気につながる腰痛もあります。特にしばらく休養していても治らない、安静にしている時でも痛みがあるという場合は、要注意です。痛みが始まった時期、痛みの程度や痛みの感じ、例えば刺すような痛みで我慢できない痛さとか、あるいは痛む間隔など、メモにしておいて専門医に伝えると、正確な診断が早く受けられます。

Ａ　でも痛い時は冷静になれないんですよね。

黒柳　そうですね。でもだからこそ、普段からのケア、あるいは鈍重感に気づくことが大切なんですよ。ご家族がそばにいるなら、状況を伝えておくのも良いでしょうね。今日はありがとうございました。

2　各種腰痛対処法・治療法の特徴と注意

(1) 運動療法

病院の整形外科外来で腰の痛みを訴える患者さんの中には、「腰が痛くなった原因は運動不足ですよね。最近、運動と名の付くものは何もしていませんから……」と自問自答して納得している人が少なくありません。それに対し医師は否定も肯定もせず、「そうかもしれませんね」と曖昧な返事をすることがほとんどです。なぜなら、腰痛の原因が運動不足である可能性は否定できず、とはいえ、それが唯一の原因であると断定もできないからです。

逆に、運動不足解消のために頑張って運動したせいで、かえって腰痛を発症した事例も枚挙にいとまがありません。

例を挙げましょう。日頃の運動不足を自認する七〇代女性が友人に誘われたのを機に、地域の運動教室に参加しました。そこで何人かと一緒に、一定のリズムでステップ台（比較的低い台）昇降を繰り返し行ったところ、翌日には脚や腰に痛みが生じて整形外科クリニックに来院しました。女性は、かなりご立腹のご様子。「昨日の昇降運動は、本当に悪い運動だ。やらなければ良かった」と何度もこぼします。

診察したところ、日常生活で使っていない筋肉をステップ台の昇降運動で急に集中的に使ったことによる筋肉痛で、病的な所見は見当たりませんでした。そこで「これは筋肉痛であり、数日したら自然に治ります。昇降運動は足腰強化には効果的な運動で、続けて行うと筋肉痛も起こらなくなり良い結果を生むかもしれませんよ」と説明しましたが、立腹はおさまら

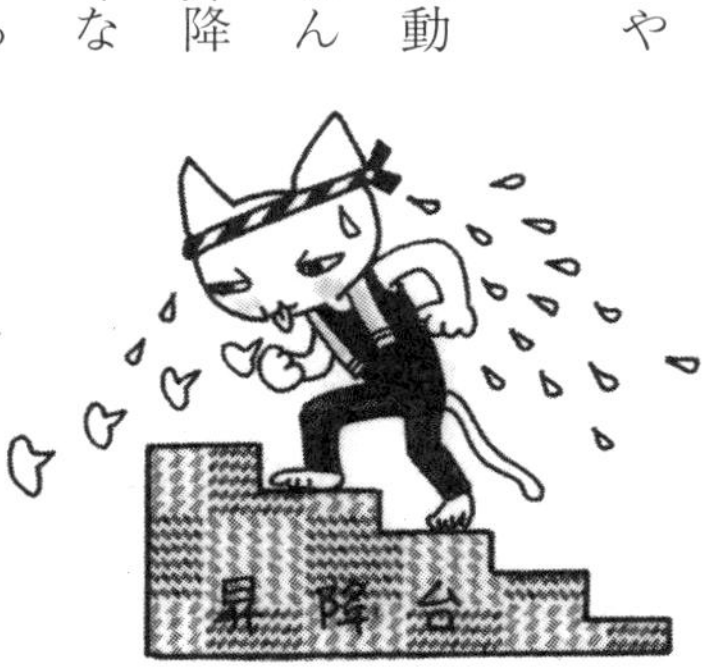

ず、せっかくの運動の機会を失った様子でした。

確かに、普段から運動やトレーニングをしていない高齢女性が、いきなりステップ台の昇降運動のような運動を行うのは少々きつかったかもしれません。年齢や日頃の生活ぶりなどを聴取し、生活パターンを考慮した上で運動の内容、強度、時間などを個別に決めることが望ましいでしょう。

腰痛が生じた場合、痛みを感じている局所を安静にするのは合理的です。腰回りに装着する腰部コルセットは、その手段の一つです（腰椎を固定するためのものではなく、腰回りの安静を保つためのものです）。

一方で、中には過剰なほどの安静を重視する人もいます。これを「疼痛防御行動」と呼びます。腰痛が起きてから長期にわたって自宅で横に寝てばかり、あるいは起床後のほとんどの時間を座って過ごし、歩くのは自宅内だけで外出は買い物など最小限にとどめ、ひたすら腰の痛みを起こさないようにじっとしているような行動です。

しかし、このような生活ぶりは腰痛を緩和させる、あるいは次の腰痛を予防するという観点からは「してはいけないこと」の一つです。じっと動かないことにより、かえって筋肉は衰え、背骨や下肢の姿勢異常を生じて、そのことが痛みにつながるのです。

最近の研究では、中枢神経（脳）も慢性化する痛みに関わっていることが明らかになってきました。じっと安静にしている間に、痛みへの不安や恐怖を意識してしまい、そのことばかりを考えてしまうことで脳内の悩みや怒りなどの感情を司る部分に影響を与え、痛みの原因が去っているにもかかわらず痛みから脱することが困難になって、腰痛が長期化してしまうと言われています。

これらのことから、腰の痛みが生じた場合でも、痛みを慢性化させないために安静時間はできるだけ短くし、早めに（二日以内を推奨）動き始めることをお勧めします。

今は、腰痛に対する運動療法の効果についての研究も多く報告されています。例えば、ジョギングなどの有酸素運動、筋肉の力をつけて筋肉量を増やす筋力トレーニングは、何も運動をしない場合に比べて、疼痛及び運動機能の改善、さらに生活の質（ＱＯＬ）向上に効果が認められています。

また、高齢者でも安心して安全にできる代表的な運動は散歩です。低強度で持続的な有酸素運動になります。一日一〇分でも歩くと痛みの軽減とともに心臓、肺などの臓器も健康になります。

　ただし、「毎日やるぞ！」と意気込んで始めると、できなかった時に挫折感を覚えてしまい、極端な場合運動への意欲を失うこともあります。「続けられるところまで、とりあえずやってみよう」くらいの気持ちで、余裕をもって始めることが運動を継続するためのコツです。

　大事なことは、痛みや苦痛を感じることがなく無理のない範囲で、からだを動かすことです。

　運動といえば、以前から腰痛のためには、腰の筋肉と同時に腹筋を鍛えることが必要だと言われていました。背筋を強くすると良いというのは納得いくところですが、腹筋を鍛えると腰痛に対して効果があり、また予防にもなるのはどうしてでしょうか。腹筋が働くことで腹圧が上がり、お腹回りが樽のような構造となって腰の構造を守ります。また、常時腹筋に力

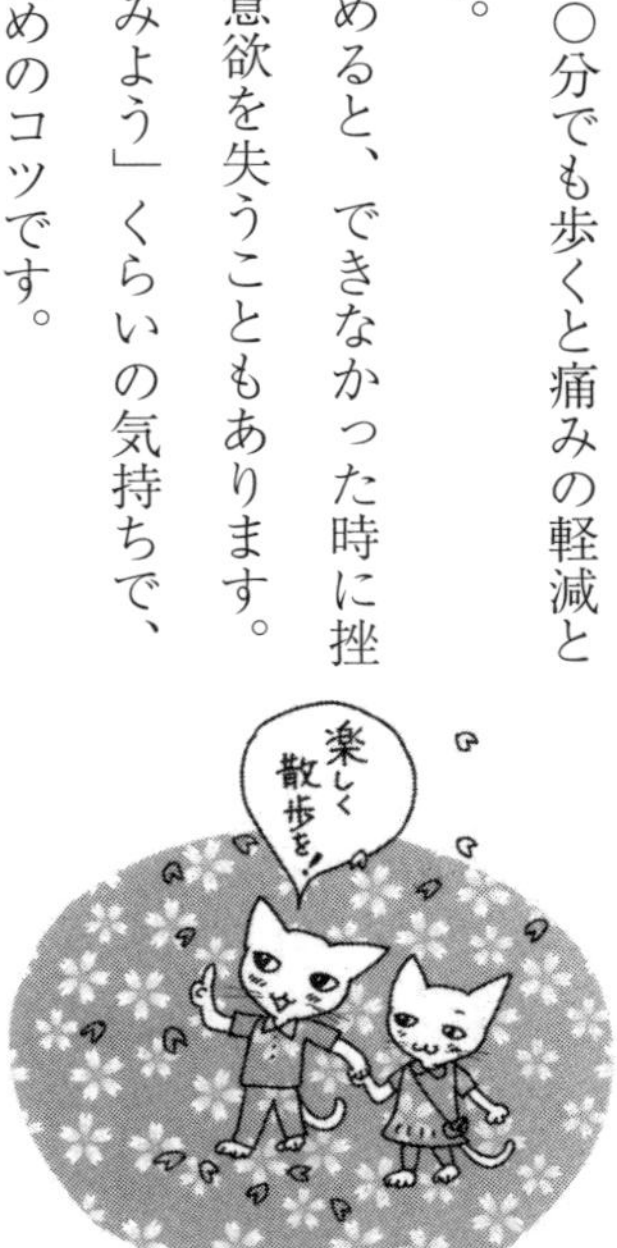

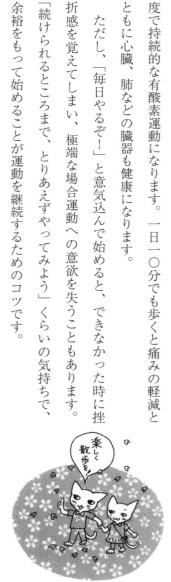

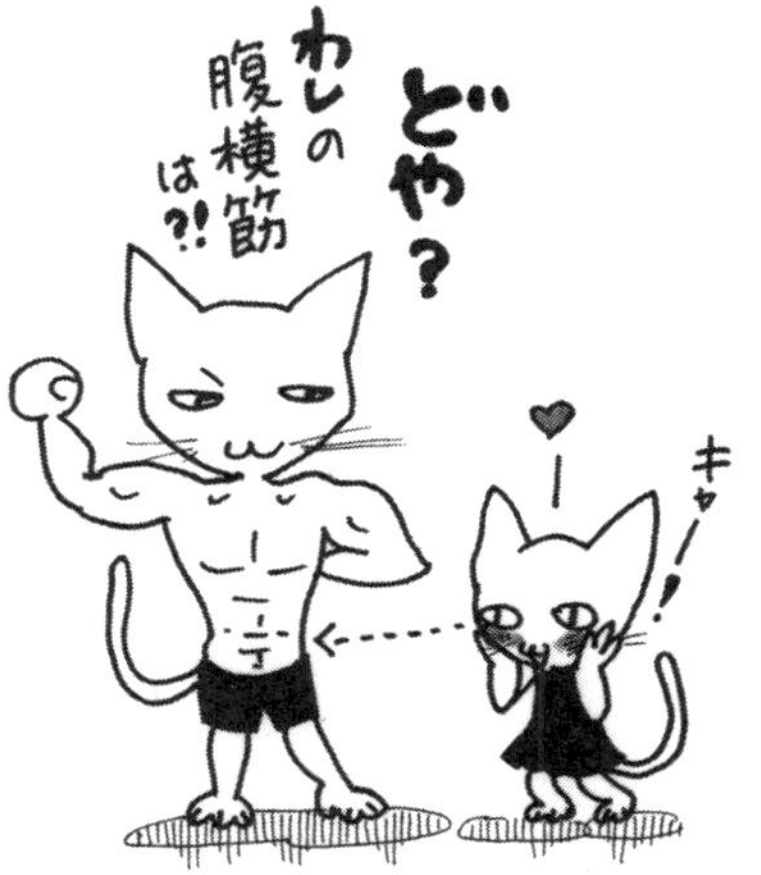

を入れていることはできないので、重量物などを持ち上げる時などに限って腹筋の強さが発揮されます。もう一つのメカニズムは、腰椎は横から見ると軽く前方にわん曲している状態が正常です。腹筋には、その自然な状態で安定させる働きがあると考えられています。

腹筋はいくつかの筋肉が重なった多層構造で、外にある筋肉と奥深い所にある筋肉（これを「インナーマッスル」と呼んだり、体幹深部筋と呼んだりします）を鍛えることが腰痛予防になります。道具を使わずにできる運動として「ドローイン」を行います。仰向けの姿勢でゆっくり息を吐きながら行うことがコツで、おへそを引っ込めてお腹を平らにします。これにより、お腹の深い所にあって腰の安定に重要な「腹横筋*」が強化されます（図10）。

慢性的に腰痛を訴える人と腰痛のない人の比較研究があります。腹横筋の厚さは、お腹から当てた超音波測定器で測ることができます。床に寝た安静時、座った時、そして立っている時にそれぞれ筋肉の厚さを測り、さらに「ドローイン」を行わせた際の腹横筋の厚さも測定しました。通常の生活の中の姿勢変換時では、腰痛のない人では腹横筋が安静臥床時より座位や立位時の方が厚くなりました。しかし慢性腰痛の患者さんでは、姿勢の違いによる腹横筋の厚さの変化を認めませんでした。さらに「ドローイン」時には、明らかに慢性腰痛の患者さんの方が腹横筋が薄いとの結果が出ました。

つまり腹横筋を鍛えること、そして普段の生活の中で、お腹の筋肉について意識を配ることが腰痛の解消につながる可能性があるのです。

＊**腹横筋**　脇腹（腹壁の側面）の三層構造の最も内側を走る筋肉。

図10　腹横筋を意識して強化する

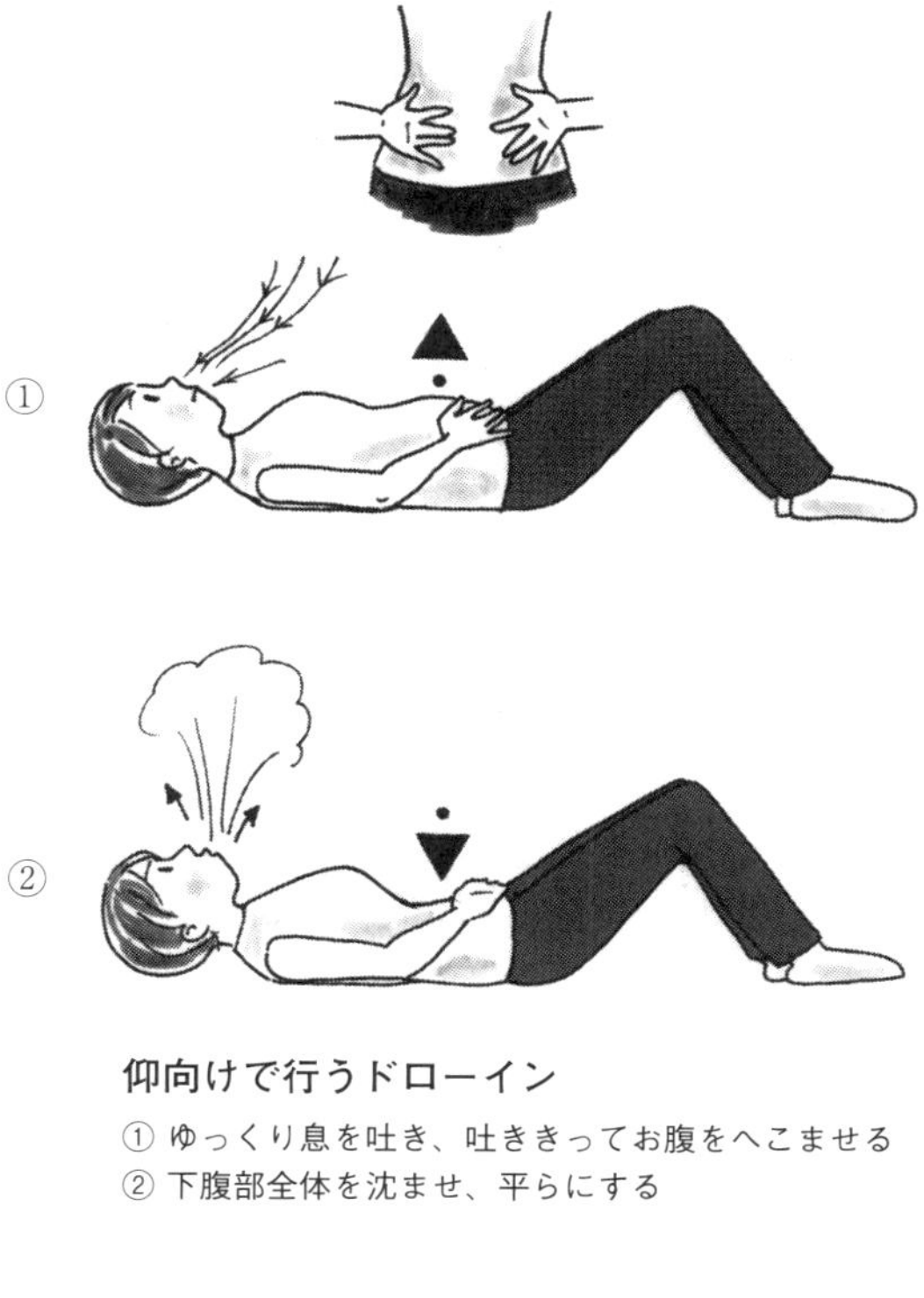

仰向けで行うドローイン

① ゆっくり息を吐き、吐ききってお腹をへこませる
② 下腹部全体を沈ませ、平らにする

(2) マッサージ、指圧

からだのどこかに痛みが走ると、思わず私たちは痛みの部分を押さえたり、さすったりしてしまいます。すると心なしか、痛みが和らいだように感じます。また、痛みがある場所とは別の所を押したりつねったりしても、痛みを緩和する効果があります。例えば、幼い子が思わず前に転んでしまい、手と顔を打ち、痛みと驚きと不安で泣いている時、大好きなママがすぐに抱きかかえてくれ、手で背中をやさしくさすって、「痛いの痛いの飛んで行け」と言うだけで安心して泣き止むようなことがあります。

こうした現象を理論的に説明しようと、一九六五年にロナルド・メルツァックとパトリック・ウオールらがゲートコントロール説（gate control theory）を提唱しました。

脊髄は、脳から背骨の中を通る神経の束ですが、感覚神経や運動神経の通り道になっています。また、痛みの感覚神経や何かに触れた感覚（触

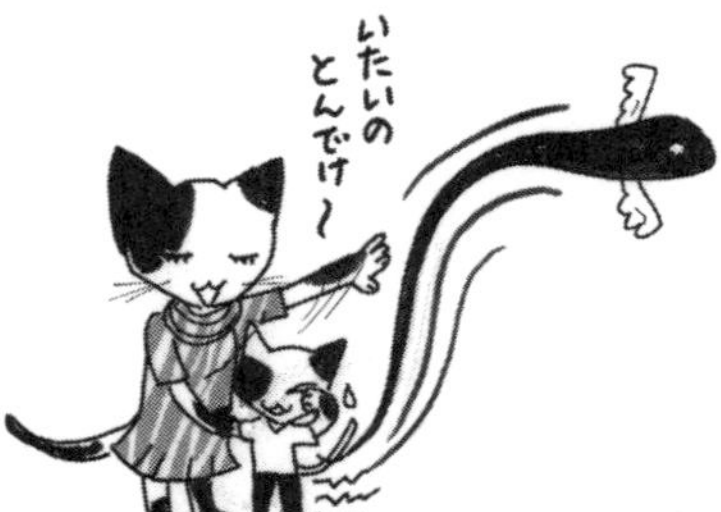

覚）を伝える神経もこの脊髄に集まります。脊髄に集まった神経が、次の神経へとつなげるシナプス（神経と神経の間で情報を伝達する部分）を形成した後に、痛覚や触覚の刺激が脳にまで伝達されます。脊髄に、「痛い」という感覚（痛覚）が入ってきた場合は、そのまま脳にまで到達します。一方、痛覚と一緒にさする、さわる、つねるなどの触覚が入ってきた場合は、痛覚及び触覚神経が相互に作用し合い、「脊髄内で痛み刺激の伝達に抑制がかかる（ゲートが閉じる）」というのがゲートコントロール説です。

その際、恐怖、不安、驚きなどの感情はそのゲートを開くように、安心、喜び、幸せなどの感情はそのゲートを閉じるように影響するのです。

痛みを緩和するために行うマッサージ、タクティールケア*、指圧などは、手が直接患者さんのからだに触れるケアの方法ですが、多分にこのメカニズムが働いていると

＊ タクティールケア　タクティールとは、ラテン語の「タクティリス（taktilis）」に由来する言葉で、「触れる」という意味があります。手で背中や手足をやわらかく包み込むように、非常にゆっくりと触れることが特徴です。疼痛緩和の他にリラクセーション、緊張緩和などの効果が得られます。

考えられています。マッサージには、さする方法以外に、もむ、叩くなどの手技があります。学術的にも、腰痛治療を目的としたマッサージは、何もしない場合に比べて短期間ではありますが、痛みを減少させる効果があると証明されています。ただし、腰痛の急性期に、痛みの強い部分を強くマッサージするのは逆効果です。マッサージを行う時期、方法には注意が必要です。

本書のテーマの一つである「腰の鈍重感」は、筋肉と密接な関係があります。つまり、腰部の筋肉が必要以上に緊張し、筋肉内の血流が滞ると、乳酸など本来ならば速やかに排除されなければならない物質が局所にたまって痛みを誘発してしまうのです。このような状態の時に、マッサージや指圧といった物理的刺激を与えると、緊張した筋肉をほぐし血行を改善し、疲労物質などの代謝産物の吸収が促進され、痛みを取り除きます。また、触れることで前に述べた触覚刺激により痛覚が和らぎ、それとともに人と人とのつながりや温もりが感じられ、安心感と心のリラクセーション

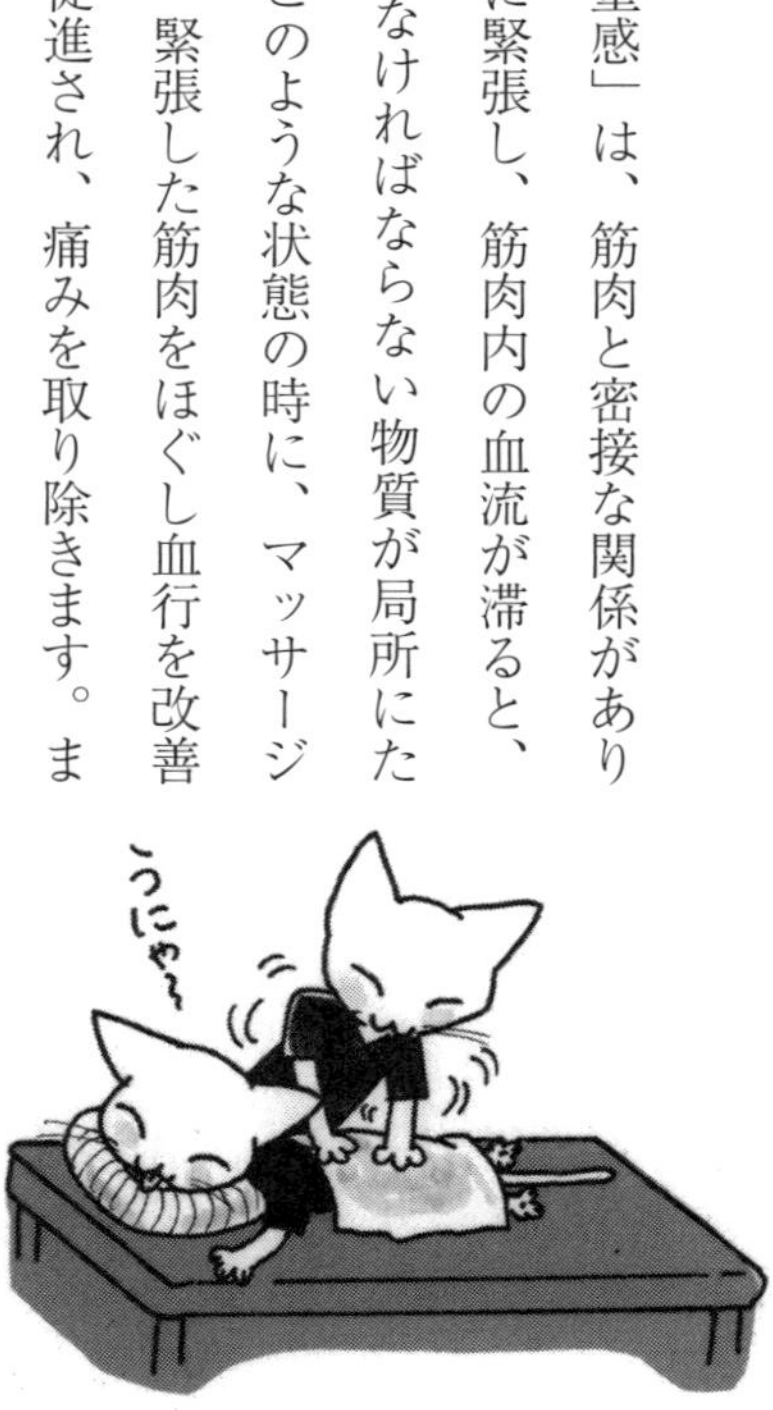

にもつながります。

このことは腰痛に限らず、肩こりや膝痛などでも同様です。多くの人が、マッサージや指圧を好むのは、心が安らかになるリラクセーション効果が大きいからかもしれません。

しかし、注意も必要です。強すぎるマッサージは筋肉へ過剰な刺激を与え、同時に防御的仕組みである筋紡錘《きんぼうすい》（筋肉の収縮を感じ取る微小な器官）が働いて、リラックスどころか逆に緊張を高めてしまいます。また〝もみかえし〟という言葉をよく耳にすると思いますが、強い刺激は筋肉の線維を傷めて痛みを増長させてしまう恐れがあります。

あるいは、子どもとのコミュニケーションも兼ね、小さなお子さんにうつ伏せになった腰を踏んでもらうということもあるでしょう。気持ちが良い時もありますが、ともすると子どもが面白がってジャンプなどをすると、さらなる激痛につながることがあるので油断は禁物です。

一方、指圧は、「指圧療法」の略です。親指や手のひらあるいは肘頭《ちゅうとう》を

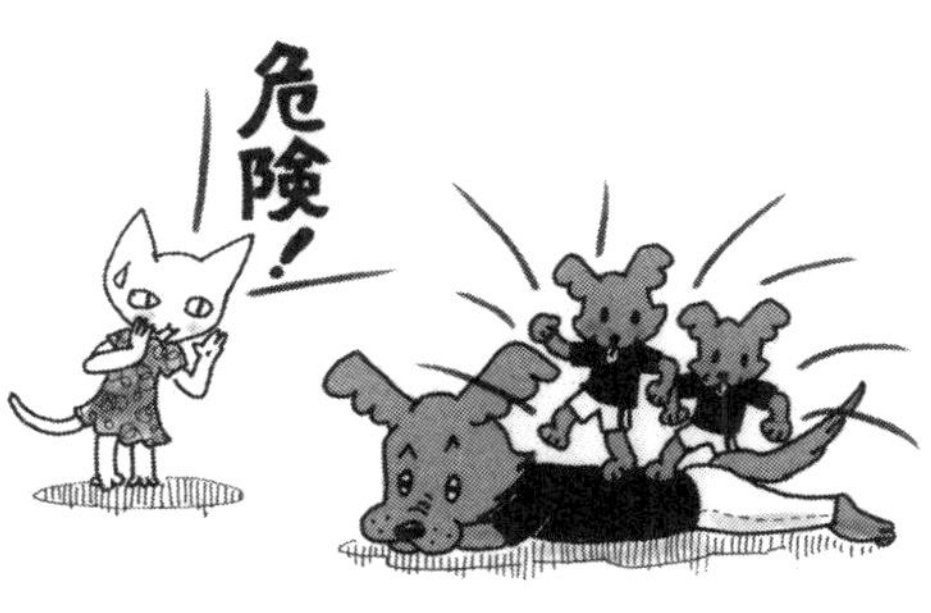

使って、東洋医学で言うツボ（経穴《けいけつ》）を中心に圧迫したり、押したりします。主に神経に圧刺激を加えることにより、筋肉の緊張や痛みを和らげたり、血液循環を改善して体調を整えるものです。指圧を業として行うためには、「あん摩マッサージ指圧師免許」を受ける必要があります。

腰の鈍重感や腰痛に有効なツボは、腰部（志室《ししつ》や腎兪《じんゆ》など）や脚（足の三里、承山《しょうざん》など）にあります。

適切な指圧を定期的に受けることにより、腰の鈍重感や腰痛が和らぐ事例は多くあります。ただし、それのみではなく、生活習慣病としての腰痛の再発を防ぐためには、一人ひとりの問題点を点検してそれらを低減する工夫が大切です。

コラム

腰痛にならないポイントは「良い姿勢」

リフレッシュ指圧センター　小沢指圧治療院院長　小沢　邦彦

腰痛の人は腰回りとお尻と太ももの裏の筋肉が硬く、触れるとガチガチです。実は、からだの中でも腰と尻回りの筋肉は厚みがあって太いのですが、そのため疲労が出てもすぐに感じることがなく、知らない間に疲労を蓄積してしまいます。あるいは痛みを感じても我慢ができ、治療のタイミングが遅れる傾向があります。しかし、からだには何らかの変化が出ているはずです。例えば、歩幅が普段よりも狭くなっている、ちょっとしたことで躓《つまず》く、足を上げられずすって歩いているなどの変化です。

太ももの裏側には、ハムストリングという大きな筋肉が坐骨からつながっていますが、ここが硬くなり縮まると膝が伸びなくなって前傾姿勢になり、腰に負担がかかり腰痛をきたします。

姿勢の良い人は腰痛になりにくいのです。昔の人は普段から着物でしたが、何か仕事をする際、袂《たもと》が邪魔なのでタスキ掛けをしました。それが良い姿勢を保つのです。特に台所仕事は首や腕を前に出す動きが多いものですが、その際、背中を丸めることになります。しかし、タスキを掛けることで背中を真っすぐに保ちます。要は、「胸を広げようとする動作」が大事だということです。

また、腰痛の原因として考えられるのは、冷えです。冷えると筋肉は硬くなり腰痛になりやすい。気温が下がると腰痛患者が増えるのも事実です。「冷え性」と聞くと、男性よりも女性に多いように思いますが、これは女性の方が筋肉量が少ないためです。歩くことで骨盤回りの筋肉が動くので、特に女性は腰痛予防に歩くことをお勧めします。壁に肩、背中、腰、ふくらはぎをつけた状態で立つことをイメージして、そこから歩くと、良い姿勢を自然に身につけることができます。

もう一度言いますが、腰痛予防のためには、良い姿勢を保つことです。そして適度な運動と定期的なケアが大切。痛みが出てからのケアには時間もお金もかかります。日頃からケアをしていれば、時間もお金も節約できます。

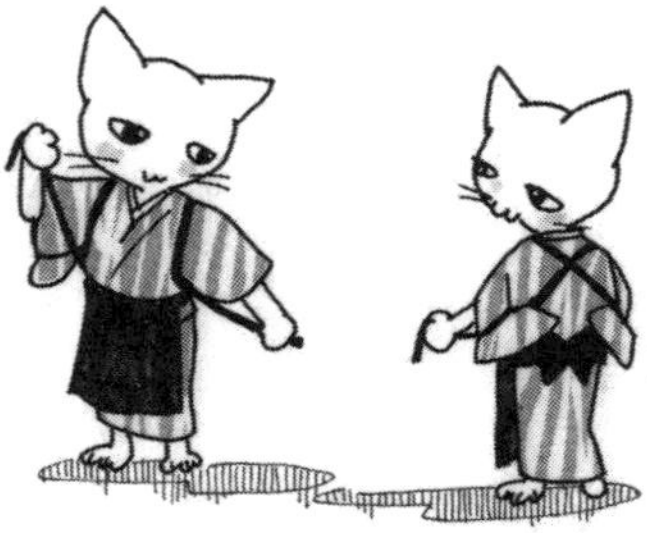

ここで誤解のないように言うと、私たち指圧師は、腰痛患者の硬くなった腰回りの筋肉を「もみほぐす」のではなく、「押しほぐし」ます。押しほぐすことで伸び縮みをする良い筋肉にして腰痛を改善していきます。

リフレッシュ指圧センター　小沢指圧治療院

【住　所】〒一五〇－〇〇三三　東京都渋谷区猿楽町三－七 代官山木下ビル二階
《ＦＬＵＸ ＣＯＮＤＩＴＩＯＮＩＮＧＳ》フラックスコンディショニングス内
【アクセス】渋谷駅新南口：徒歩七分／代官山駅：徒歩七分
バス：渋71バス《渋谷駅東口～洗足駅行き》、「鉢山中学校東」下車すぐ
【ＴＥＬ】〇三－三七八〇－五五五三（ＦＬＵＸ ＣＯＮＤＩＴＩＯＮＩＮＧＳ総合受付）
【診療時間】月～木：一〇時～二二時（二〇時三〇分最終受付）／金：一〇時～二一時（二〇時三〇分最終受付）／土日祝：一〇時～一九時三〇分（一八時最終受付）
【休診日】第四金曜日

おざわ・くにひこ　長野県出身のアスレティック・トレーナー。中学・高校・大学と水泳部に所属。一九九八年に小沢指圧治療院を開業し、平泳ぎの五輪金メダリスト北島康介選手の専属トレーナーを務めつつ、シドニー五輪、アテネ五輪、北京五輪、ロンドン五輪、リオ五輪・パラリンピックの日本代表選手団の一員となった。

(3) 電気療法

整形外科クリニックなどで行われる物理療法には、低出力レーザー療法、超音波療法、電気療法などがあります。それぞれの原理、特徴、注意を述べます。

最初に低出力レーザー治療について。医療の現場で用いられるレーザーには、レーザーメスのように組織を焼き切ることができるまでの高いエネルギーを有している高出力レーザーがあります。その一方で、低いパワー（一〇〇〜五〇〇ミリワット）で痛みや炎症を抑え、さらに組織修復に効果があるとされる低出力レーザーがあります。後者は、熱ではなく光調整による治療法です。波長は七六〇〜八五〇ナノメートルで、皮膚表面から約六センチメートル程度まで下層の深部軟部組織に浸透します。照射された皮膚領域では温度が上昇し、緊張している筋肉の緩和が得られ、結果として痛みの緩和につながるのです。

超音波治療法は、人の耳には聞こえないほどの高い周波数（八〇万ヘルツ以上）を持つ超音波を使い、皮膚表面から数センチメートルの深部まで到達し、熱とエネルギーを生体に送る治療法です。実際の超音波治療器は一〇〇万ヘルツ及び三〇〇万ヘルツの二種類があり、目的や部位により使い分けられています。超音波を照射された組織では三〜四度温度が上昇し、局所血流が増えて組織が柔らかく伸びるようになります。また機械的振動刺激が交感神経など自律神経系にも直接作用して、筋組織内を良くする効果があります。

電気治療については、代表的な二方法を紹介します。第一のＳＳＰ療法のＳＳＰ（Silver Spike Point）は、銀メッキで皮膜された逆三角形の形をした特殊電極を東洋医学で言うところのツボ（経穴）に当てた上で、特別な波形（双方向性指数関数波）の低周波通電を行う表面ツボ刺激治療法です。治療の際にツボを探し、そこに円錐形の電極を当てて圧迫をかけるところが特徴です。第二のＴＥＮＳ（Transcutaneous Electrical Nerve Stimulation）は、低周波を用いる電気治療のもう一つの方法です。これはＳＳＰとは異なりツボの概念はなく、電極は伝導性ゴム平板で皮膚への圧迫もかけません。治療点は疼痛局所あるいは神経支配に基づいて決めます。電極にかける低周波は、高頻度で強い刺激を与えます。ちなみにＳＳＰでは、低周波でやさしく徐々にツボを刺激します（低頻度の低周波を使用）。痛みを和らげるメカニズムとして、どちらも内因性疼痛抑制機構（体内にある痛みを抑制する仕組み）が関わっていることが示唆されています。

(4) ハリ・キュウ

ハリ治療は二千年以上の歴史があり、東洋医学の一つの根幹をなすものです。現在は、単に東洋にとどまらず、欧米でも注目されています。例えば、二〇一七年に発表された米国内科学会の「腰痛に関するガイドライン」の中では、薬物治療以前に行うべき治療法として、マッサージ、温熱療法などとともにハリ治療が推奨されています。つまり西洋諸国でもこうした補完代替医療の一つとして非常に高いニーズがあることを示しています。ハリ・キュウ治療を誰が行っても良いわけではなく、日本ではハリ師、キュウ師という国家資格を持つ専門職の人により施術されます（鍼灸師《しんきゅうし》とはハリ師とキュウ師の国家資格を所持している者を指し、鍼灸師という国家資格は存在しません）。

ハリとキュウの理解を深めるためには、東洋医学の基本的知識が必要です。人体には、古来より東洋医学の基本的概念として根付いている、経絡《けいらく》と、一般的にツボと呼

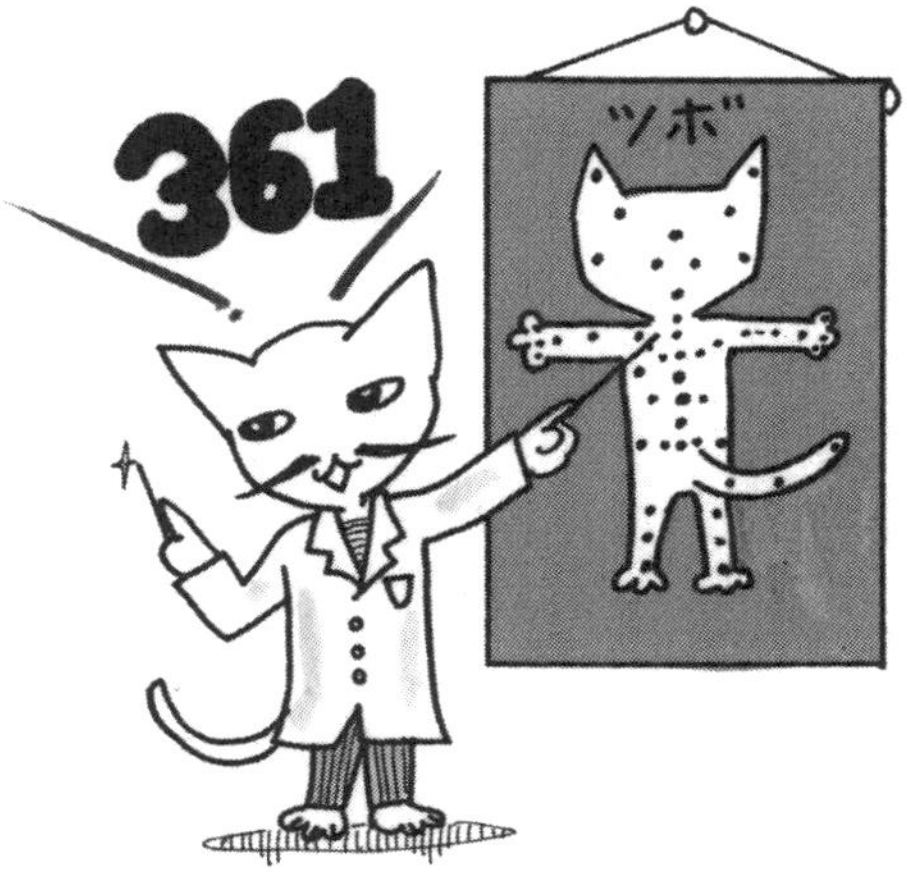

ばれる経穴《けいけつ》があります。経絡は東洋医学独特の概念である「気」や「血」の通り道、すなわち人間の生命エネルギーが流れる道であると考えられていて、内臓と体表とを結んだ、全身に分布するルートのことを表しています。

一方、ツボは経絡の通路中にあってからだの内と外をつなぐ体表に表れている特定の反応点で、「気」が出入りする所とされています。二〇〇六年に日本で開催されたＷＨＯ（世界保健機関）の「経穴部位国際標準化公式会議」にて、ツボは全身に三六一穴あると決定されました。ただし、いつでも、誰にでも三六一のツボがあるというわけではなく、からだの不調時にその状態に応じたツボが出現すると考えられています。普通のハリ治療では、出現したツボに非常に細いハリを刺して施術します。これにより痛みをはじめとした全身の不良状態を整えることを目的としています。

実際の治療ではツボの選択、その組み合わせ、使用するハリの種類、ハリを刺す深さや刺激の与え方が治療者によって大きく異なります。したがってなかなか施術方法の標準化がむずかしく、治療効果の学術的研究や効果の実証、科学的根拠（エビデンス）がなされにくい状況となっています。つまり名人と呼ばれる人が存在し、その人の施術ならば大いに効くけれども、そうでない施術者の場合は無効果ということがあり得ます。また、患者によっては「合う」「合わない」ということもあり、なかなか評判どおりの効果が誰にでも得られるとは限らないという実情があります。

ツボへの刺激の与え方として、ハリを動かす、熱する、ハリに低周波電流を流すなどといった方法があります。また必ずしも痛みのある局所を刺激するのではなく、一見症状とは無関係の遠い部分を刺激しても痛みが緩和されるところに東洋の神秘を感じます。例えば腰痛を治療する場合は、腰と全く関係ないように見える〝手の甲〟に

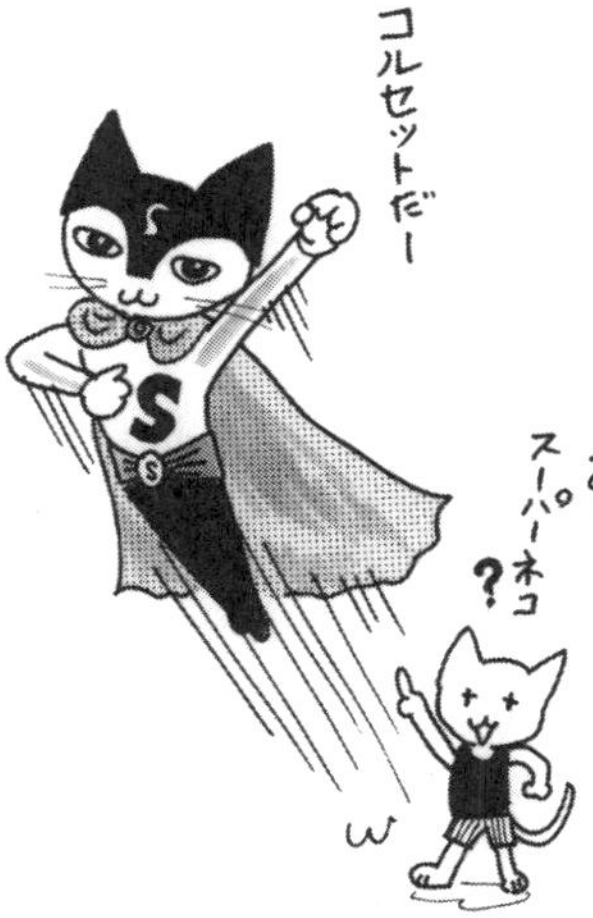

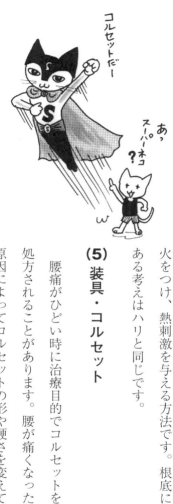

二つの「腰腿点《ようたいてん》」というツボが提唱されています。

一方、キュウは乾燥させたヨモギの葉から作った〝もぐさ〟をツボの上の皮膚にのせて火をつけ、熱刺激を与える方法です。根底にある考えはハリと同じです。

(5) 装具・コルセット

腰痛がひどい時に治療目的でコルセットを処方されることがあります。腰が痛くなった原因によってコルセットの形や硬さを変えて作ります。例えば脊椎の圧迫骨折が起こった時には、骨折が治るまではしっかりした安静固定が必要なため、金属や硬いプラスチックでできたコルセット（硬性コルセット）にする場合があります。これは患者さんの体型に合わせて作るので、オーダーメードのタイプです。固定のために、コルセットの上（頭の方）の上縁は肋骨に、下縁は骨盤に乗っていることが装着の原則です。つまりコルセットが骨という硬い構造の橋渡し（骨と骨との）を担っているわけです。

一方、固定力がそこまで強くなくてもよい場合には、大まかな大きさを選択できる柔らかな既製品も用意されています。メッシュタイプの布製で縦方向を補強するためにプラスチックや金属性の硬い板が縫い込まれているタイプのものもあります。

その他、単に一枚の布かゴムでできていて、面ファスナーで止めるベルト構造のものもあります。これらは腰の動きを抑制することで腰痛を防ぐ役目を担っています。

これらは、腰痛を和らげるための治療目的で使用されます。

ただし、これらを用いる場合には注意が必要です。コルセットが有効だからといって、あまりに長期間腰部に装着し続けると、腰腹部の筋肉が萎縮し弱くなってしまう結果を生みます。「Use it, or lose it」（使わなければダメになる）。腰の筋肉、お腹の筋肉などを使わずに生活をし続ければ、筋肉は弱ってしまい、腰を支えたり腰を動かしたりする力も低下し、腰痛が慢性化するという皮肉な結果を生むのみです。腰痛の急性期（おおむね二〜三週間）が過ぎたらコルセットは外して、段階的に通常の生活に戻った方が良いでしょう。

一方、コルセットとは別の概念で作られた「骨盤ベルト」というものがあります。これは治療のためというよりも腰痛予防のための装具であり、文字どおり、骨盤の位置に巻くベルトです。ベルトの中央部を骨盤の広がった部位（腸骨稜）に当てることで骨盤の上下方向の動きを制動し、腰の安定化を図るものです。このベルトにより、体幹は前方に傾き、物を持ち上げる時に腹圧を上げやすくなり、腰部の負担が一二〜二〇パーセント減少するとされています。

さらには、骨盤の仙腸関節を安定化させるとともに、その周囲のじん帯への負担を軽くし、結果、腰の鈍重感や腰痛の予防に結びつくのです。

したがって、日常的に腰や骨盤に負担の大きい作業に従事する人は、骨盤ベルトを装着する意味があります。

(6) 外用薬・湿布療法

腰痛に限らず、肩、手、足など、痛い時にはまず湿布、「湿布でも貼っておけばいい」などと、日本人にとっては実になじみ深い治療法です。湿布の歴史は古く、戦国時代（一五〜一六世紀）のころには、悪い場所（患部）に何らかの効果のありそうなものを貼るという処置を行っていたようです。湿布は古くは「膏薬《こうやく》」と呼ばれていました。「膏」とは、動物のあぶらの意味で、生薬などをあぶらと混ぜ、紙や布片に塗り込んで患部に貼っていた処置法が、現在の湿布の元祖とされています。

現在の湿布は、生薬の代わりに薬効成分として抗炎症鎮痛薬が入った製品が多く販売されています。「パップ剤」（水分を含んで全体に厚いタイプ）と「プラスター剤」（脂溶性高分子基材に薬効成分が含まれていて薄いタイプ）に区分され、両者ともに皮膚から薬効成分が浸透し、皮膚に近い部位の炎症を抑え、痛みを和らげます。

一般に「湿布」と言えば、冷湿布を思い浮かべますが、最近では温湿布もずいぶんと普及してきました。

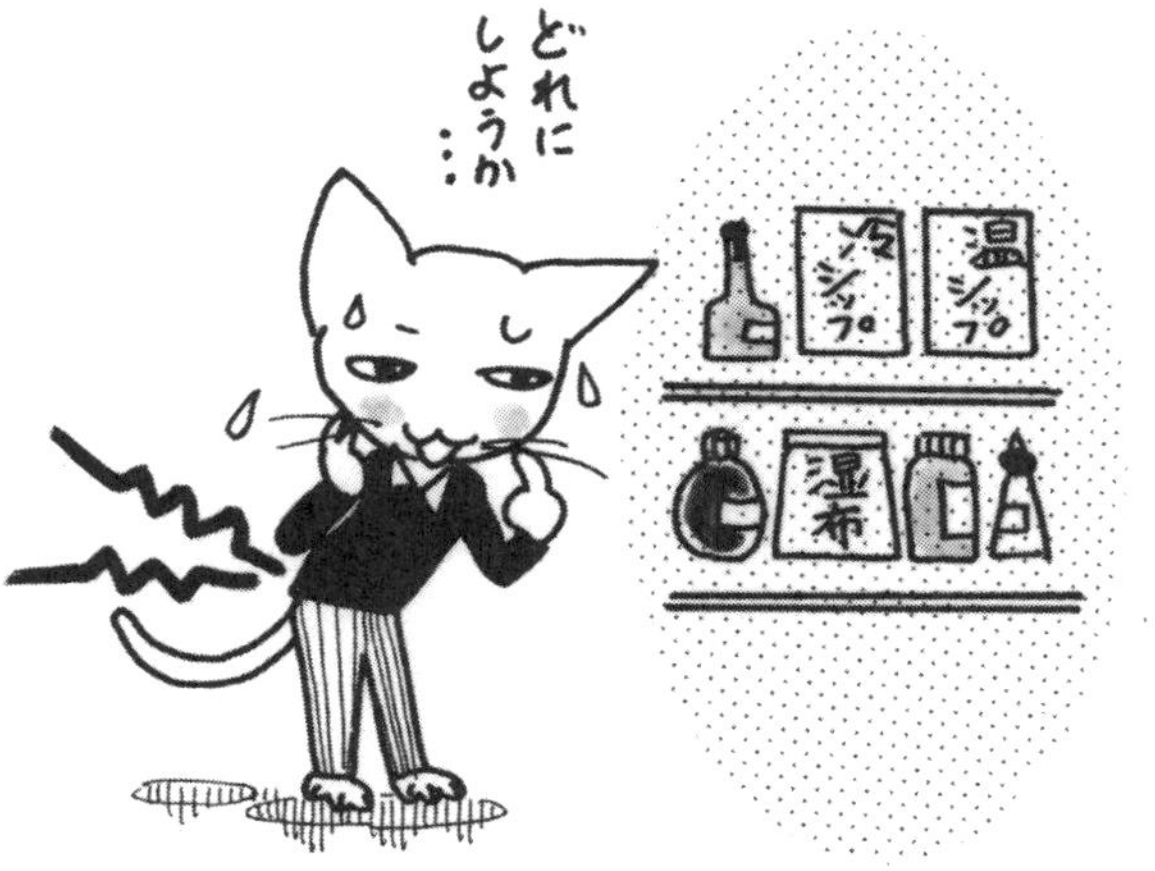

温湿布には唐辛子成分（カプサイシンなど）が含まれているために温かい感覚が得られます。しかし、湿布を貼った部分は、冷湿布同様に、若干ひんやりとした感覚を覚え、ポカポカと温まるほどには温度が上昇するわけではありません。この冷たい感覚が苦手な人はパップ剤ではなく、プラスター剤（あるいはテープタイプ）がお勧めです。

冷湿布は、日本人にとっては最もなじみのある外用薬でしょう。サルチル酸メチル、メントール、ハッカ油などの薬効成分により、痛み、熱感、発赤などを鎮めるために用います。冷湿布と言えば白色のパップ剤で、特有のにおいがあるため、「湿布をしている」ことが周りの人にわかるほどでしたが、最近は、肌色無臭のテープ型のものが広く普及しています。

手軽で使いやすい湿布ですが、ちょっと困った副作用があります。湿布した部位の皮膚がかぶれ（接触性皮膚炎）を起こすことです。その部位の皮膚が赤くなり、かゆみも生じ、ひどい場合には水疱（水ぶくれ）を作ります。そうしたサインが現れた時には、早めに湿布を中止すること、薬剤師に相談して別の基剤の湿布薬に変更することです。

さらには、特にテープ型の湿布を貼った部位の皮膚が日光過敏症になると、やはり発赤やかゆみを生じます。「湿布を貼った後は、四週間は直接日光に当てないように」との注意書きが添えられているものもあります。

また、最近では湿布を貼るだけでなく、同じ薬効成分を含む軟膏、クリーム、ローションなどのタイプもあります。痛みのある部位によく擦り込むことで血行も良くなり、抗炎症鎮痛薬も皮膚に浸透します。なお、軟膏には水分が含まれていないのでべとつき感がありますが、クリームには水分が含まれ油分ときれいに混じり合っている

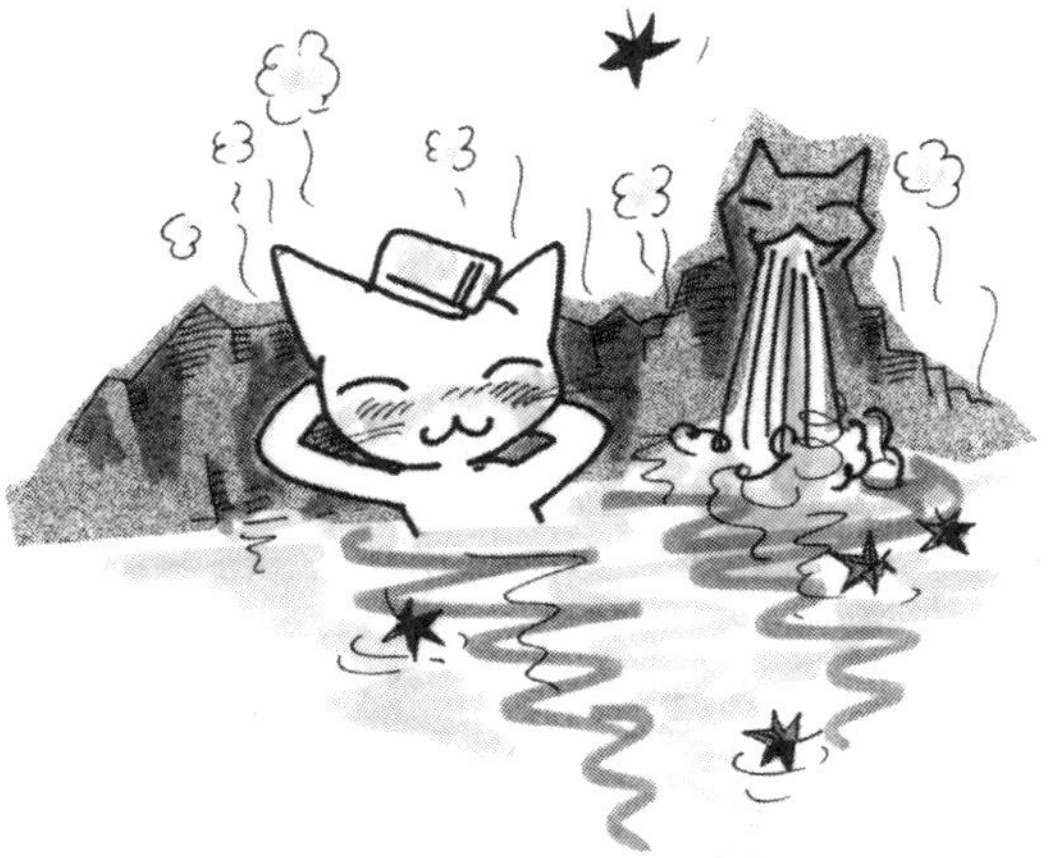

ためべとつき感が少なく、特に夏にはクリームタイプが好まれます。

(7) 温泉・温熱療法

「いい湯だな！」「ああ、極楽極楽」などと、口ずさみたくなるような、日本人が大好きな温泉。昨今の健康志向や自然回帰志向、そして社会のストレス増大、高齢化などを受けて、温泉に行くことが注目を浴びています。最近では、観光のために来日した外国人にも非常に人気のあるコンテンツになっています。温泉は古代ローマの時代からあり、コミュニケーションの場であったことを考えると、温泉の効果は一つではないかもしれません。

一般に、温泉療法として多くの人に利用されるには、それだけの根拠があり、その基準は法律でも定められています（一三一ページの《コラム》参照）。いわば、温泉療法の治療効果は認められていることになりますが、その他、温泉地は自然豊かな土地にあることから、リラクセーション効果もあるとされています。自然環境での気温、気圧、湿度、日光、紫外線などが非日常の爽快感を生み出すためでしょうか。これを温泉地環境効果と呼ぶこともできます。

温泉につかることで、温熱効果により全身の末梢血管の拡張がもたらされるだけでなく、温泉が有する成分のうち炭酸ガスや硫化水素が皮膚から浸透することで、血管が広がります。もちろん、筋肉内にある血管も拡張し、不要老廃物などが局所から取り除かれやすくなります。また筋肉、筋膜、じん帯を構成しているコラーゲン線維の柔軟化がもたらされます。つまり、温泉につかることで、硬くなった組織が軟らかくなり、動かしやすくなるのです。

さらに温泉が含む無機塩類は、皮膚表面のタンパクや脂質と結合して皮膚被膜を形成し、放熱を抑え保温効果を生みます。また温泉は、普通のお湯よりも粘性が高いので湯舟の中で対流しにくく体感的に熱さを感じにくいため、長くつかることができからだを温めることができる（からだが温まる）とも言われます。したがって温泉につかった後は、温まりやすく冷めにくいのです。

湯治のために長期間逗留する人は、一日に何度も温泉に入ります。副作用もなく、のんびりと好きな時に自由に利用できるのも人気の一つと言えそうです。

温泉施設のそばにプールなどが備わっていれば、浮力を利用した歩行訓練の水治《すいち》療《りょう》も可能です。これによって、水の粘性抵抗や静水圧がリハビリテーション効果を増します。

このような効能を考えれば、腰の鈍重感や腰痛のある人が温泉療法を行うことは意味があり、医学的にも心身へのさまざまな効果が得られるでしょう。

疲労、緊張していた腰から骨盤、下肢の筋肉を和らげ、血液循環を良くするとともに、精神的ストレスが軽減され、ゆったりとした時間の中で全身の体調が整えられます。

文字どおり「湯治」により、それまで悩まされていた腰の鈍重感・腰痛が解消され、

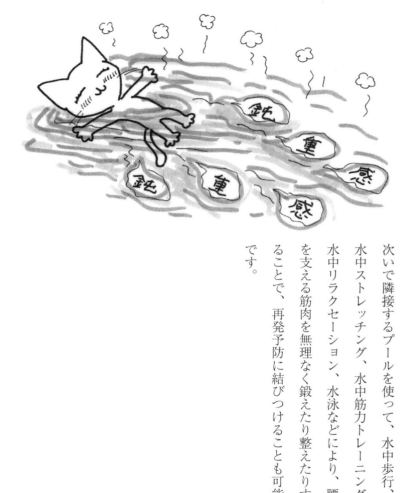

次いで隣接するプールを使って、水中歩行、水中ストレッチング、水中筋力トレーニング、水中リラクセーション、水泳などにより、腰を支える筋肉を無理なく鍛えたり整えたりすることで、再発予防に結びつけることも可能です。

コラム　温泉にも法律がある！

「温泉法」という法律があるのをご存知ですか。実は温泉にもきちんとした定義があります。

温泉は、一九四八（昭和二三）年に定められた「温泉法」により、地中から湧き出る温水、鉱水、及び水蒸気、その他のガスで、温度は摂氏二五度以上あること、かつ決められた物質が基準含有量以上有するものと定義づけられています。

温泉の中でも〝療養泉〟は、特に治療の目的に役立つもので、ラドン、二酸化炭素、水素イオン、よう化物イオン、総硫黄、鉄などの物質が一般の温泉より多く含まれているものとされています。

それぞれの効果を求めて、日本各地の温泉巡りをしている人も多いでしょう。火山大国と称される日本は、それだけ温泉大国とも言えます。ただ一方で、活火山の噴火によりしばしば大きな災害があることは事実であり、そのことも同じ日本人として忘れてはならないのです。

第3章

最新メソッド——「内田式骨盤徒手治療法」

腰痛の治療には、古今東西さまざまな方法が用いられてきました。本書の基本テーマは、①腰の鈍重感に注目して、腰痛にまで進展させないこと、②腰に加えて骨盤に注目して、その動き、付着している筋肉、仙腸関節への対応をしっかりと行うこと、です。

この章では、その認識の上で、腰痛治療の最新メソッドとして、骨盤コンディショニング「内田式骨盤徒手治療法（Uchida Pelvic Manipulation）」（以下ＵＰＭ）を紹介します。ポイントは、骨盤を本来ある状態に回復させることによって、腰部の鈍重感や腰痛を軽減すること、つまり骨盤コンディションを整えることです。

本書の著者の一人である内田がその基本手技を考案したことから、その名を付しています。

1　内田式骨盤徒手治療法（ＵＰＭ）とは

ご存知の方はまだ少ないかもしれませんが、これは腰痛の治療法の一つです。腰痛の治療法として、病・医院では、けん引やホットパックなどの理学療法、運動療法、薬物療法などが行われています。さらに一般では、鍼灸、あん摩、マッサージ、指圧、整体、カイロプラクティックなどが知られていると思います。鍼灸とあん摩は古代中国において二千年以上前に、マッサージはヨーロッパ発祥で紀元前四～五世紀にはすでに施術の記録があります。指圧は、日本人が一九〇〇年代前半に始めました。鍼灸、あん摩、マッサージ、指圧は、鍼灸師、あん摩マッサージ指圧師の医療資格者が行います。カイロプラクティック、整体は一九世紀になりますが、前者はアメリカで、後者は日本で確立します。

それらに比べるとＵＰＭの歴史は研究段階から含めても半世紀にも満たない治療法と言えます。内田が二八歳の勤務医の時、畳に寝転んだままクシャミをした途端、激痛が腰に走り身動きできなくなりました。幸運なことに職場の上司に東洋医学の専門医がいて五センチメートルほどのハリを手の甲に打ってくれました。トントンとハリを数ミリだけ皮膚に刺し、二～三回クルクルと回して治療は終わりました。先生から「立ってごらん」と促され、恐る恐る立ち上がり背中を伸ばすと、それまで『く』の字に曲がっていた腰を真っすぐに、痛みもなく伸ばすことができたのです。翌日からいつもどおりに診療をすることができました。この日をきっかけにその医師に弟子入りし内科医でありながら腰痛治療の研究を始めました。実際の治療を見学させてもらい経絡治療を学びました。経絡は身体機能に連動し、からだの不調が経穴（ツボ）に伝えられるとされ、この経穴に刺激を与えて痛みをコントロールするのです。

世間には骨盤矯正とか関節運動学に基づいた徒手療法がありますが、どの治療も強く刺激を与えてしまうため拒否反応を起こしてしまい治療効果が得られにくいのが現実です。治療効果の判定が主観的で可視化されていないこと、技術が変化していくために習得が困難である、といった難点があります。UPMは、経絡・経穴の理論に基づき、ハリやキュウのように『物』に頼らずに『手』を使って治療する手技として開発されました。

施術法をひと言で言うと『手当て』です。どなたも一度は耳にしたことのある言葉だと思います。頭にコブができて泣いている子どもに母親が手のひらを当てて「痛いの痛いの、飛んでけー！」とか、お腹を痛がる時には手のひらで「の」の字を書いてさすってあげたりする様子をご存知でしょう。不思議と泣いていた子どもが静かになることが多くあります。これは母親の手が人間の持つ自然治癒力を引き出していると思われます。

一方、人の皮膚はつかんだり引っ張ったりなど強い刺激を与えたり、冷たい物を押し当てたりすると拒否反応が起こります。ＵＰＭは手のひらの温《ぬく》もりを相手に伝えながら「動きが悪くなった関節に軽く圧を加える手技」です（図11）。

長年の治療経験から培った感覚的な手法であり、一見軽く触れているだけにしか見えないかもしれません。腰痛の場合には骨盤の関節・じん帯・軟部組織、特に仙腸関節を手のひらで軽く圧迫します。ＵＰＭは手の温もりを伝えることで拒否反応を起こさないようにし、さらに指と手のひらで骨盤の動きを触知しながら治療を行います。

『理論骨関節運動学・素案1』（二〇一九年七月、理論骨関節運動学研究所刊）の著者柏木一男氏は、仙腸関節は滑らかな身体運動の重要な役割を担っていて、この関節が傷害を受けると全身に痛み、知覚障害（しびれ感、知覚低下など）、関節の可動域障害、筋肉のこり、頭痛、軟部組織の浮腫、炎症、自律神経障害などさまざまな症状を引き起こす

図11　骨盤のストレッチ

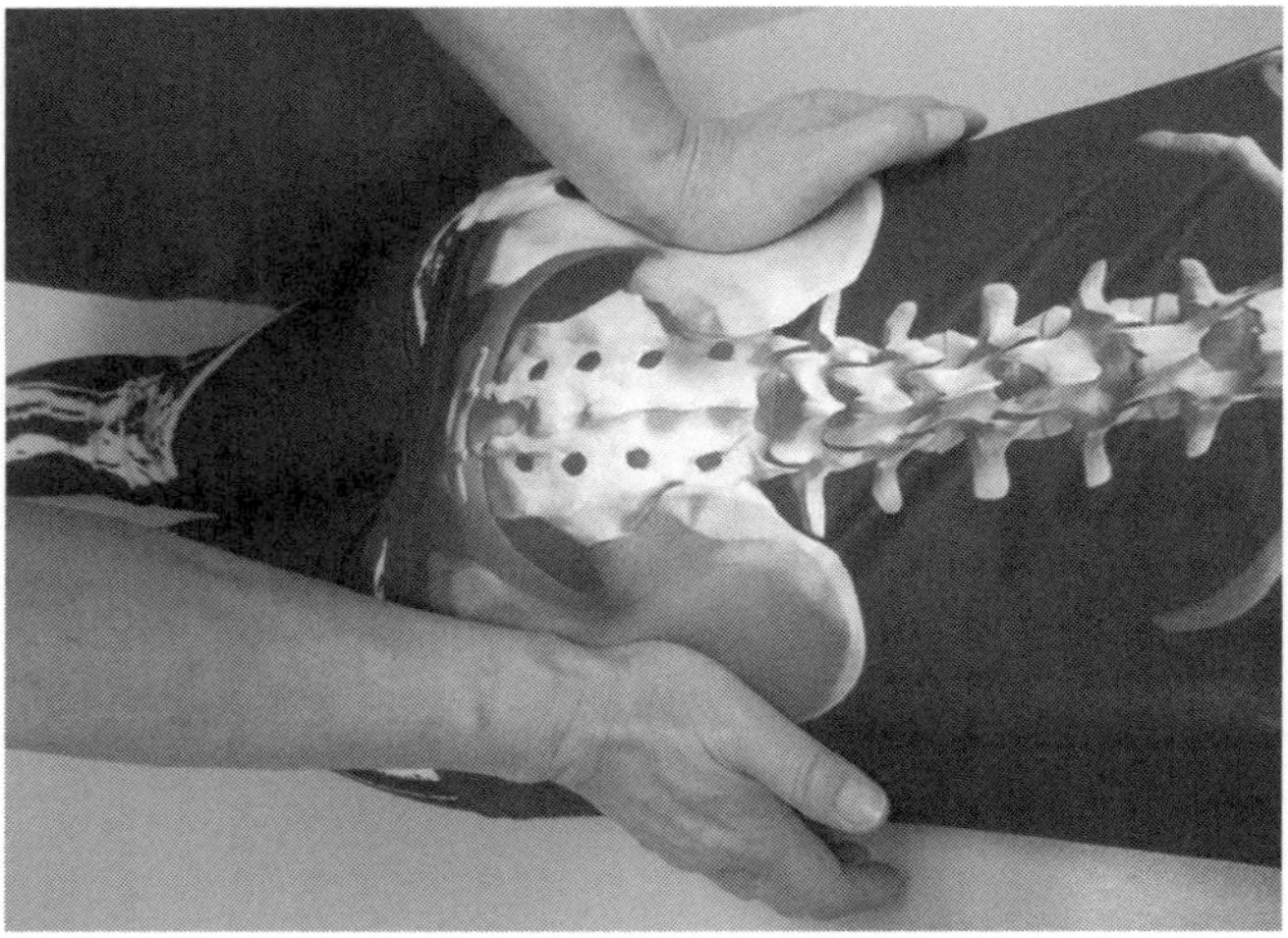

手のひらを骨盤に軽く押し当て、外側下方に向かって少しずつ圧をかける
仙腸関節のじん帯が伸展し、仙骨の動きが良くなる

仙腸関節機能異常症候群と呼ばれる状態に陥ってしまうと述べています。関節機能異常の徒手治療は医師や医療従事者の想像をはるかに超えた劇的な効果があると自身の治療経験を語っています。さらには施術者が治療するにあたり、脳のスイッチを、物体を動かすモードから、関節を感じるモードに切り替える必要があると指導しています。同氏と共同研究を行ってきた内田のＵＰＭは現代の最新の治療法の一つと言えると思います。この技術は腰痛だけではなく肩関節や膝関節などの全身の多くの関節の痛みに応用することができます。

昨今注目をされている治療法であり、確実に実施患者数は増え、水泳選手や野球選手などのトップアスリートやクラシックダンサーなどの舞台芸術家の治療に効果を発揮してきました。

2　治療時間は五分から一〇分！

治療を開始する前に障害の状態を正確に評価することが大切です。最初に「気をつ

図12　立位での腰痛の評価法（反動をつけないこと）

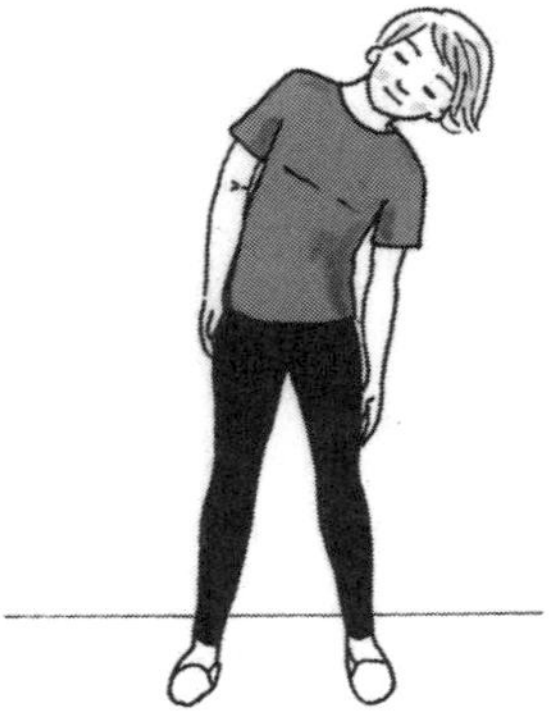

A　側屈
脚を肩幅程度開き、左右にからだを傾ける

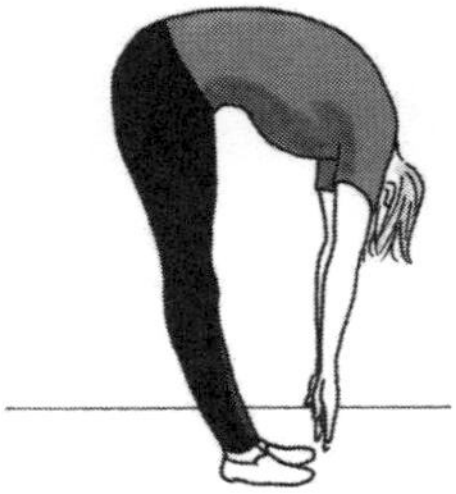

B　前屈
脚を閉じた姿勢で膝を曲げない

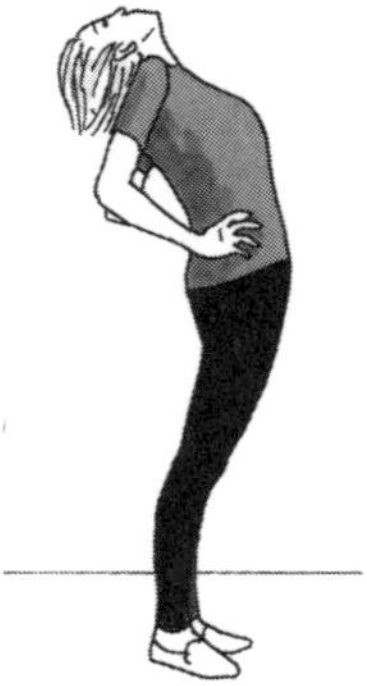

C　後屈
脚を軽く開き腰に手を当てる

※つっぱり感・違和感・鈍重感が誘発されないかをチェック

け」の姿勢で立ちます。そこから左右に曲げる（側屈）、背骨を前にかがめる（前屈）、背骨を後ろに反らす（後屈）（図12）などをして障害の状態を確認します。

次にベッドに仰向けになって左右の脚を交互に持ち上げ、左右差を確認します（脚挙げ〈SLR：Straight Leg Raising〉テスト：図13）。この時の左右差が患者さんの仙腸関節の障害状態の評価となります。次いで、膝関節の屈曲・伸展の状態を確認します（図14）。

治療は、まずベッドに横向きに寝ます。股関節は四〇度から七〇度に曲げ、膝関節は九〇度屈曲させます（図15-①）。この姿勢は仙腸関節が最も動きやすい状態（最大の緩みの状態）なので、悪くなった関節の動きを元に戻すのに最適な姿勢です。

術者は患者さんの正面に立ち、背中に手を回して仙骨に軽く触れるように指を当て前後・斜めに圧を加えていきます。この時、術者が患者さんの骨盤を力強くつかんだり、強く手を押し当ててしまうと、拒否反応が起こり治療の効果が望めなくなります。

したがって、UPMで術者が最も気をつけるべき点は、「患者さんの拒否反応を起こさせない」ということです。そのためにも術者は軽く指を当て静かに手を動かして

図13　下肢の挙上（SLRテスト）

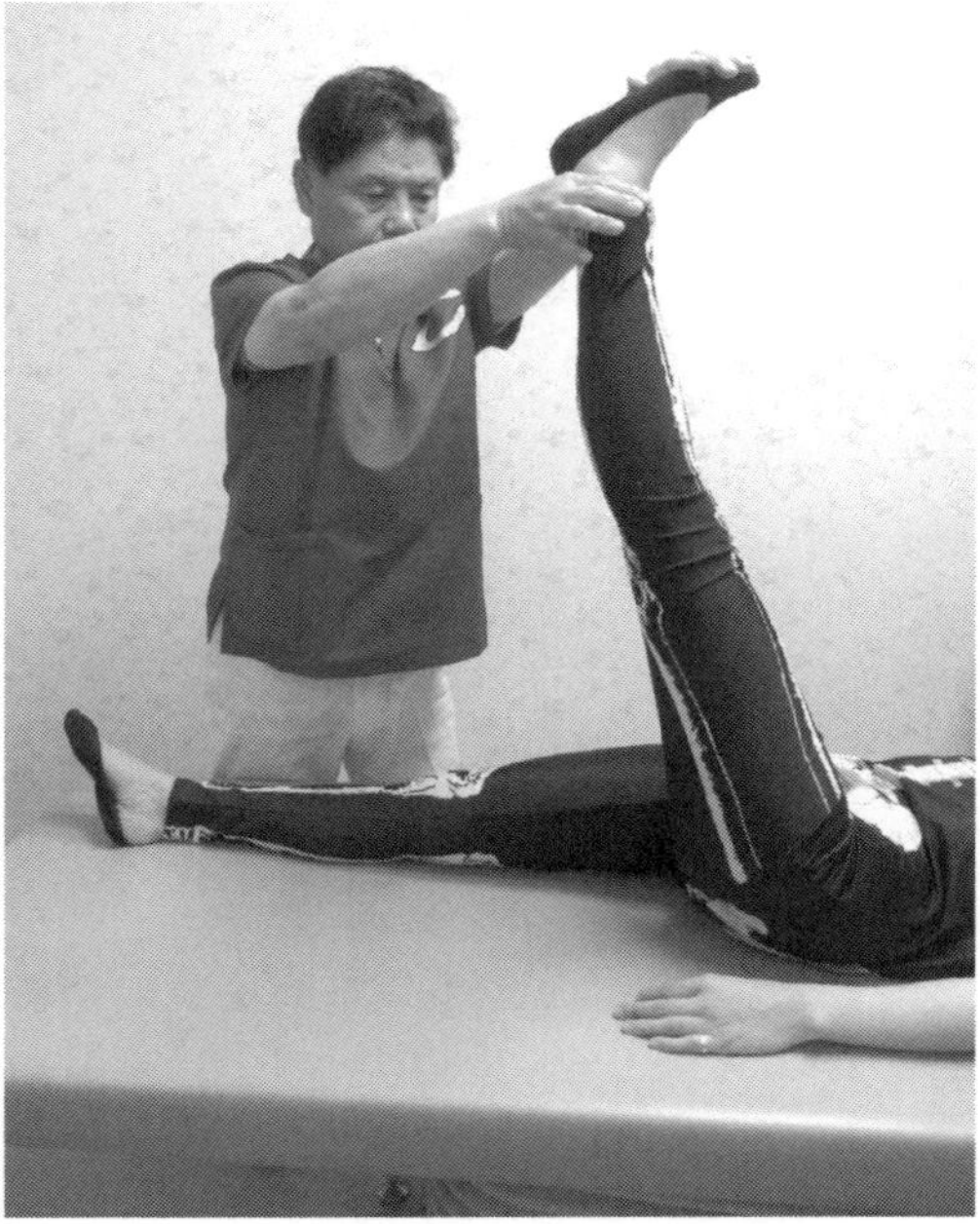

ヘルニアの有無、股関節の可動域の左右差をチェックする
ハムストリングのつっぱり感・腰の鈍重感を観察する

図14　股関節・膝関節の屈曲・伸展

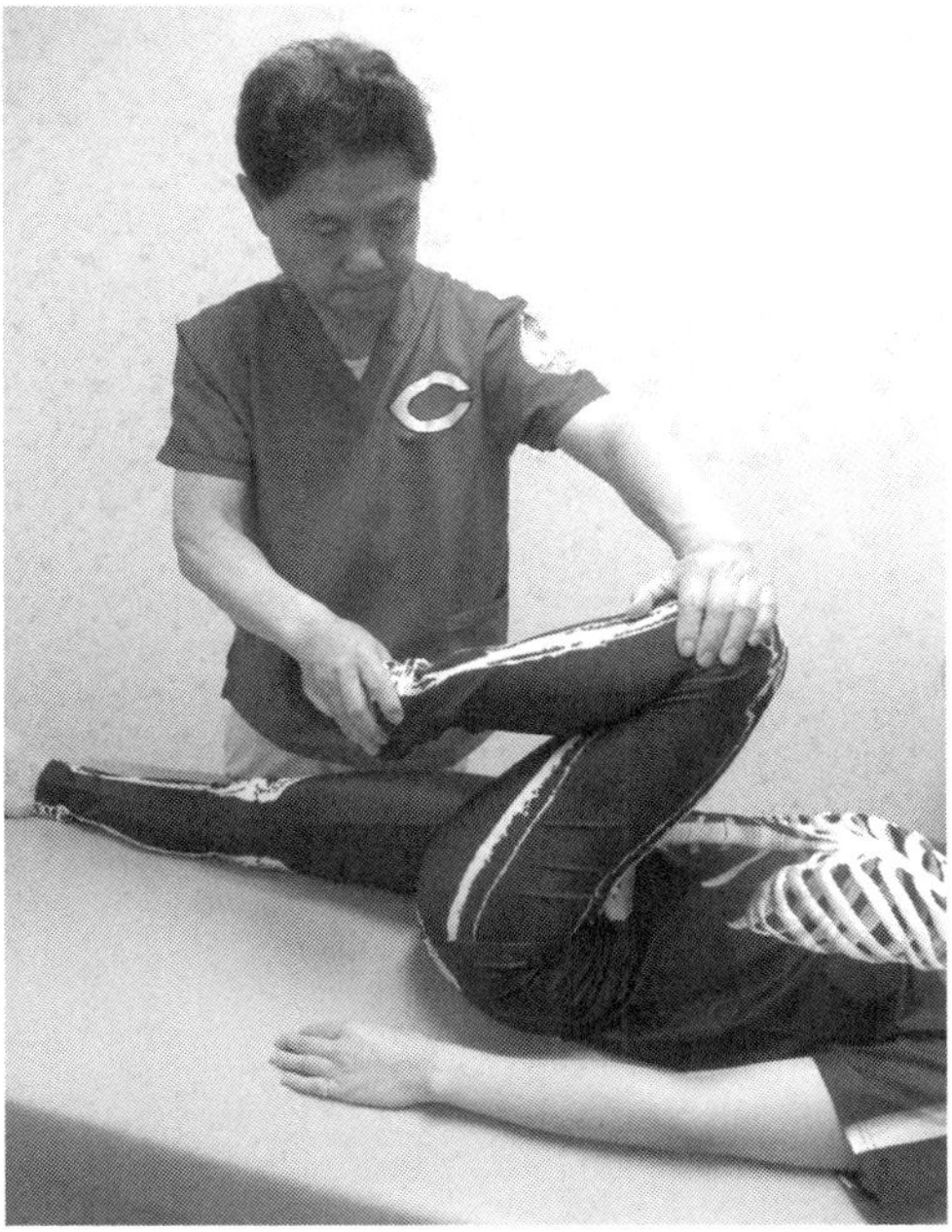

関節がスムーズに動くか、拘縮の程度をチェックする

図15　UPM治療

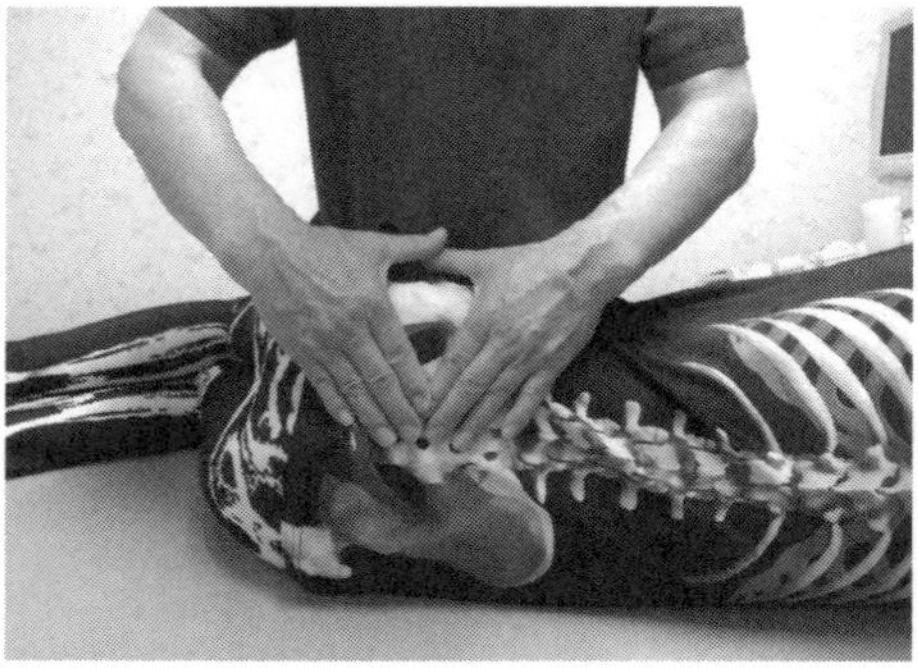

①仙骨に指を軽く押し当て左右に圧を加える
ここで力を入れてしまうと拒否反応が誘発され治療効果は出ない

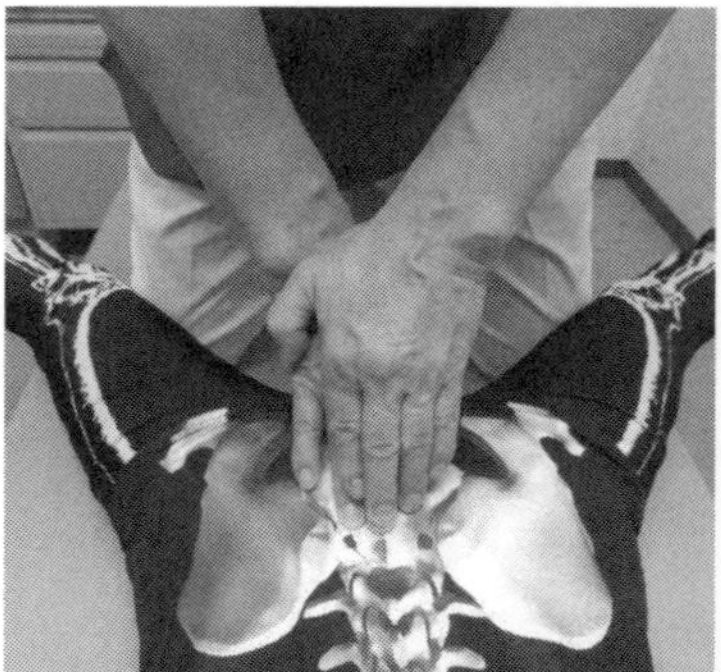

②腹臥位での治療
指先に徐々に体重を乗せていき圧を加える

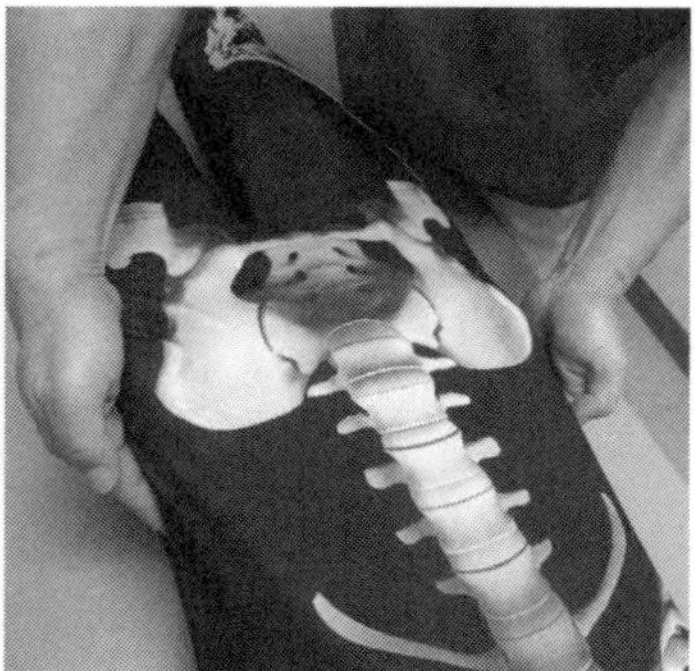

③仰臥位
仰臥位で骨盤を引き上げる

治療をします。

ひと通りの手技を終えたら、次は反対側を向いて横になってもらい、同じ手技を施します。これらを左右三回ずつ行います。次いでうつ伏せにした状態で、腸骨、仙骨を押し当て（図15-②）、その後、両手を腹部に置き、骨盤を少し持ち上げて整えます（図15-③）。治療時間は五分から一〇分です。

治療後は、関節可動域が大きくなるためSLR（脚挙げ）は改善し、関節の動きの回復が確認できます。UPMは関節の動きの改善が本来の目的ですが、痛みを取り除く効果もあるということです。しかも治療中、患者さんはほとんど痛みを感じないために、驚かれる方が多くいらっしゃいます。

治療の間隔は、一～二週間に一回なので、患者さんの負担も少ないのです。

コラム　唾液で痛みを評価する

UPMを行う前後に患者さんの唾液中の物質（分泌型IgA*）の分泌濃度の変動を測定した結果、痛みが軽くなると分泌型IgA濃度が上昇しました。

従来、痛みの測定は主観的な心理テスト形式で判断されることが主であり、客観的な指標がありませんでした。

唾液中の物質（分泌型IgA）の濃度の上昇は、痛みがUPMによって軽減した結果を表していると考えられます。

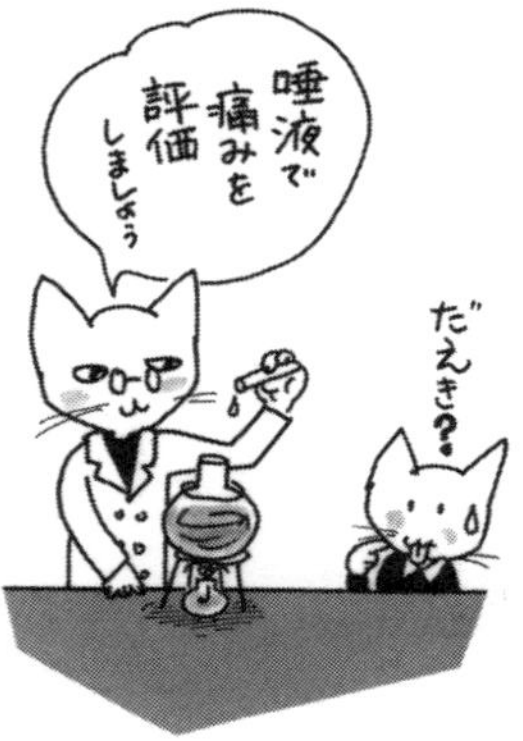

＊分泌型IgA　分泌型IgA（免疫グロブリンA）は、主として唾液、気道分泌物、涙、乳汁などの粘膜分泌中に存在して、粘膜の免疫にあずかり、感染を防ぐなどの働きを有する特殊なタイプの免疫グロブリン。その濃度により、からだの免疫の活性度を推測できる指標の一つとみなされる。

3　トップアスリートを支えたUPM

UPM治療法はいろいろなスポーツの現場で役に立ってきました。トップアスリートへの治療経験をお話しします。

「先生！　腰が抜けた〜」――水泳

二〇〇五（平成一七）年八月カナダのモントリオールで開かれた世界水泳選手権（国際水泳連盟主催）にチームドクターとして同行した時のことです。

午前中の予選を終えたある女子選手が抱きかかえられるようにして「腰が抜けた〜！」と、担ぎこまれてきました。この選手は競技後、プールからどうにか上がったものの、腰に力が入らず、歩くことも立っていることもできない状態でした。いわゆる腰椎捻挫の状態です。

アイシング、ハリ治療も効果はなかったので、内田がUPMを行ったところ、彼女は歩行が可能となり、午後の決勝競技に無事出場することができました。ＵＰＭを施さなければ午後のレースは棄権することになりました。せっかくの国際大会での途中棄権は彼女にとって一生後悔の残ることとなったでしょう。

「先生、シンクロを辞めたら腰痛は治りますか？」――アーティスティックスイミング

二〇〇八（平成二〇）年の北京オリンピック・シンクロナイズドスイミング（現アーティスティックスイミング）日本代表「マーメイドジャパン」のチームドクターの時でした。八月の開催に向けての四月、ある中心選手が練習中に右足を挙上する際、激痛が走るようになり、演技中のパフォーマンスが十分に発揮できなくなってしまったのです。

東京の国立スポーツ科学センター内のクリニックで診察を受け、ＭＲＩでは特に病的変化はなく内服薬を処方されました。しかし激痛は続き、その選手はオリンピックを断念しようとさえ考え、内田に「先生、シンクロを辞めたら腰痛は治りますか？」と相談に来ました。その日からＵＰＭを二週間に一回のペースで開始。症状はみるみ

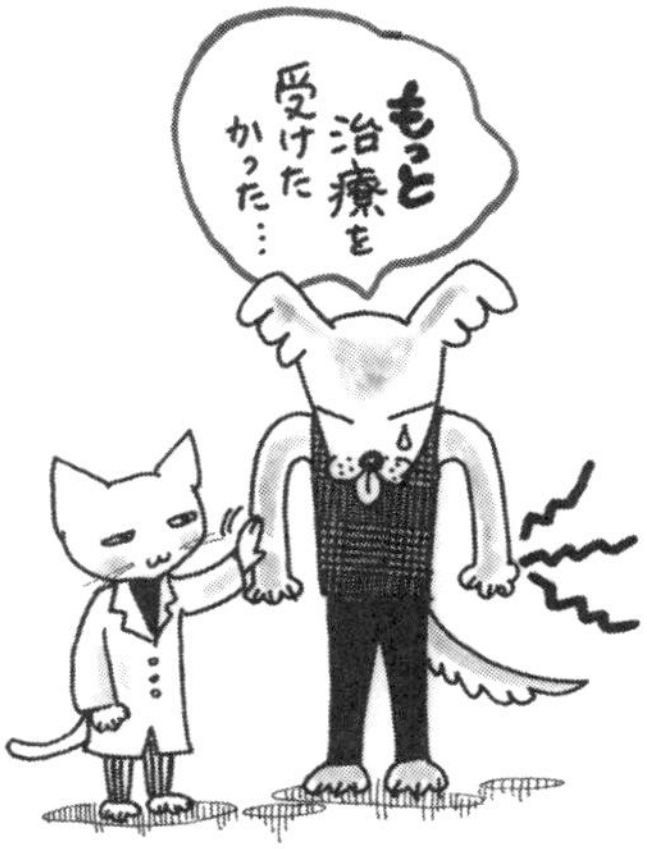

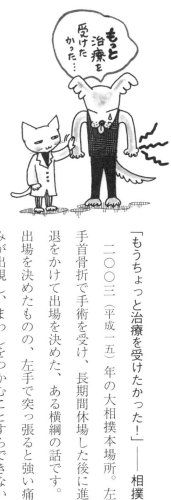

る軽減し、無事にオリンピックに出場できたのです。ＵＰＭで腰痛が治らなければ彼女はオリンピックだけではなくシンクロまで辞めてしまっていたことでしょう。

「もうちょっと治療を受けたかった！」──相撲

二〇〇三（平成一五）年の大相撲本場所。左手首骨折で手術を受け、長期間休場した後に進退をかけて出場を決めた、ある横綱の話です。出場を決めたものの、左手で突っ張ると強い痛みが出現し、まわしをつかむことすらできない状態でした。

そこで手首のＵＰＭを三回行ったところ、左手首の関節の動きは徐々に改善し、場所の三日目には突っ張りもでき、相手のまわしも徐々につかめるようになってきました。しかし、長期間の休場と稽古不足のため、七日目には四敗目を喫し、残念なことに引退となりました。横綱はＵＰＭの効果を実感していたため、引退発表の日も治療を希望したので、内田は稽古部屋で待機していました。横綱は「もうちょっと治療を受けたかったよ、先生」と涙声で言いました。

もう少し早く治療を開始し、症状が改善していれば大相撲の歴史が変わっていたに違いありません。

「球速一二二キロから球速一二八キロへ」——野球

内田がチームドクターを務める近隣の高校野球部が、甲子園に出場した時の話です。右投げの二番手ピッチャーが、「右肩が重い」ということで診察をすると、右肩の可動域に制限がみられたので早速肩関節のＵＰＭを施しました。その場で可動域が広がり、症状も軽くなりました。

甲子園の第一試合でエースピッチャーの調子が悪く、途中から二番手の彼が登板。

無事に最終回まで投げきり勝利を収めました。

この時スコアボードに表示された彼の球速は時速一二八キロ。これまでの彼の最速記録は、県予選で投げた一二二キロ。六キロの記録更新（スピードアップ）は、右肩の可動域が改善され、腕の振りが良くなったためと思われます。

この実績を評価され、彼は二回戦では初めて先発ピッチャーとして起用されました。

UPMは腰痛患者だけでなく、肩関節や手関節などのスポーツ障害にも効果を発揮します。しかし、チームドクター、トレーナー、監督、コーチたちにUPMが認知されていないために、治療を受けられない選手が多くいます。

スポーツ界にもUPMを広め、選手たちの治療の選択肢を広げることは、一人ひとりの選手寿命を一日でも長くするとともに日本のスポーツの発展につながると信じています。

4　ＵＰＭは一〇〇パーセントではない

現在、日本人の約一割の人が腰痛に悩んでいます。つまり、日本人の一〇人に一人、全国で一億二、六一四万人（二〇一九年一〇月現在）中、一、二六一万人の人が腰痛という計算になります。腰痛は、それだけポピュラーな病気なのですが、簡単に原因や痛みの根源を特定できないところがやっかいなのです。なぜなら、レントゲン写真やＭＲＩ（核磁気共鳴撮像法）に映る異常所見が必ずしも腰痛の原因ではないことがわかってきたからです。つまり、腰痛の八五パーセントは原因不明なのです。

しかし、やっかいな腰痛に対してもＵＰＭがいかに効果を上げてきているかをこの章では述べてきましたが、とはいえ腰痛を一〇〇パーセント治すことができる万能治療法ではありません。

例えば、次のような症例に対しては痛みを取り除くことはできません。

① 骨折（腰椎圧迫骨折など）

②　骨髄炎、脊椎・脊髄の炎症、関節炎などの感染症による痛み
③　膵臓炎・尿路結石などの内臓の病気が原因の痛み
④　脊柱管狭窄症や椎間板ヘルニアなど脊髄や神経が圧迫されて生じる痛み
⑤　うつ病などの精神疾患や心因性の痛み
⑥　腫瘍による痛み

いずれの治療を受けたとしても、なかなか効果がみられない場合は、いつまでも深追いせず精密検査をお勧めします。

5　海外からの要請

在日アルメニア共和国大使がクラシックバレエの福岡公演に招待された時に、大使が腰痛で長年苦しんでいたことをお聞きし、内田が治療を請け負いました。初回は福岡でＵＰＭを行い、その後は大使館内やご自宅で治療を行いました。大使はこのＵＰＭで腰痛が治ったことに感謝され、アルメニアの周辺諸国の要人の治療とアルメニア

でＵＰＭを広めるため、内田スクールの開設も依頼されました。
今後、日本国内にとどまらず国際的にもＵＰＭが普及していくこととなりそうです。

巻末資料

1　痛み止めの薬について

(1) 痛みの仕組み及び痛み止め薬の種類と効果

痛みは、誰にとっても不快な感覚なので、なんとか早急に取り除いてほしいと思うものです。医学の発展により、痛みを軽減させる方法がずいぶんと進化し、現在では、かなり数多くの種類の「痛み止め薬」が用意されています。

そもそも「痛み」とはなんでしょうか。

からだ中に張り巡らされた痛みを感知する感覚受容器（レセプター）に、からだを害するほどの痛み刺激が加わった際、脊髄を経由して痛みの感覚が脳まで運ばれ、脳がその刺激を知覚して生まれます。実に複雑な仕組みなのですが、これが一瞬のうちに私たちの体内で起こります。

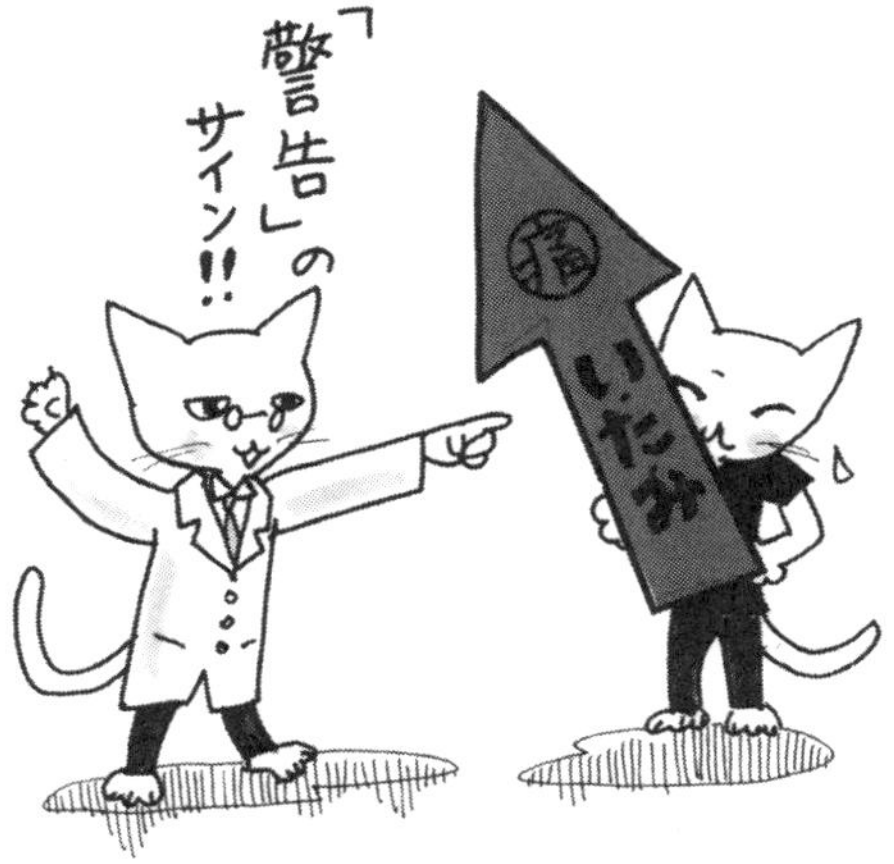

痛みは大変不快な感覚ですが、からだの異変に対する「警告」サインなので、もし痛みを感じなかったら、からだに何か異常なことや、病気が起こっていることに長く気づかないことになります。そして、人は痛みを感じる一方、防御機構という自ら痛みを緩和する仕組みも備え持っています。

例えば、脳に向かって痛みの刺激インパルスが上行するとします。すると同時に、脳から末梢に向かって感覚抑制系が活性化され、脊髄のレベルで上行する痛み刺激を妨げる仕組みが働くのです（下行性疼痛抑制機構）。押し寄せる波と引く波がぶつかり合って、波の威力を弱め合うような感じでしょうか。

しかし、この仕組みだけでは完全に痛みを取り除くことはできない場合があります。そこで医療の現場では、薬の性質を考慮し、痛みの原因と特徴に応じた薬を処方して痛みを和らげます。

参考までに、左記に代表的な薬剤の副作用と特徴をまとめてみます。

薬名	副作用	解説
アセトアミノフェン	副作用が少ないために、一八九三年から長年使われており、安全性に優れている。	双方ともに広く使用されている薬であり、最近は薬局でも手に入る。薬効として痛み止め以外に解熱作用もある。NSAIDsは、アセトアミノフェンよりもからだのあらゆる痛みに対して有効。
非ステロイド抗炎症薬（NSAIDs）	胃腸障害を起こす。腎臓を傷める。	

右の解説欄にもあるように、痛み止め薬には解熱作用もあります。痛みなどのからだに有害な事象への防御反応が「炎症反応」（①痛み、②発赤、③腫れ、④局所熱感）です。

炎症反応の流れは次の通りです。

からだを傷める→炎症を誘発→炎症の場所が痛む→炎症場所の血管が拡張して、透過性を高める→皮膚が赤くなる、あるいは腫れる、同時に熱を持つ

この一連の反応を抑えるために痛み止めの薬を使用しますが、その際、薬の最大効果と最小の副作用に注意を払う必要があります。例えば、非ステロイド抗炎症薬（ＮＳＡＩＤｓ）は鎮痛効果はありますが、胃腸障害や腎臓を傷める副作用があるために、胃薬も一緒に服用します。あるいは腎臓が弱っている人や高齢者には、使用量を減らすなどの調整が重要です。

一方、アセトアミノフェンは副作用が少ない薬です。

米国老年医学会による「高齢者の疼痛治療ガイドライン」では、持続する痛み、特に筋骨格系疼痛の初期の薬物治療にアセトアミノフェンを第一選択薬として推奨して

います。また、同国のリウマチ学会のガイドラインでも本薬を変形性膝関節症に対する第一選択薬としています。高齢になると腎機能が低下することが多いので、副作用の少ない本薬が選ばれたと考えられます。

アセトアミノフェンは、主に脳内に働きかけて痛みを抑えるとされていますが、日本では、かつて鎮痛効果が小さいと認識されており、小量使用のみ許可されていました。しかし、二〇一一年から大量（一日四〇〇〇ミリグラムまで）使用が可能になり、臨床の場で使いやすくなりました。

ただ、ＮＳＡＩＤｓとは異なり局所の抗炎症作用は弱いので、腫れや発赤が強い時にはＮＳＡＩＤｓの投与が優先されます。

また、痛みの原因の中には筋肉が異常に緊張していることがあり、抗痙縮剤を痛み止め薬と併用して処方することがあります。ただし、抗痙縮剤は眠気を催すことがあるので、車の運転前の服用は要注意です。

(2) 怖くない、痛み止めとしての麻薬

患者さんの中には薬を過度に怖がり、必要な状況でも痛み止め薬を使わずに我慢する人がいます。つらいこと、苦しいことに耐えることが良いことだと思っている人もいます。

しかし、不自由を感じながら痛みをこらえて生活や仕事をしていても、病気の期間が短縮される、あるいは症状が改善されるなどのご褒美はありません。むしろ、痛みが長引くとうつうつとして精神的にも悪影響があり、治療が困難になる場合が少なくありません。

本当につらい時は我慢や無理をせずに、薬を頼って早く対処することが大切です。また、痛み止め薬として麻薬が使用されることがあります。中でもよく使用されるのがモルヒネですが、麻薬は非常に強い鎮痛効果があるため、ガンなどで生じる激痛に対しては大変に有用であり、現場では重宝されています。もちろん、厳重な管理のもとで使用されます。ただ、「麻薬」と聞くと、依存症になる、習慣化する、耽溺性

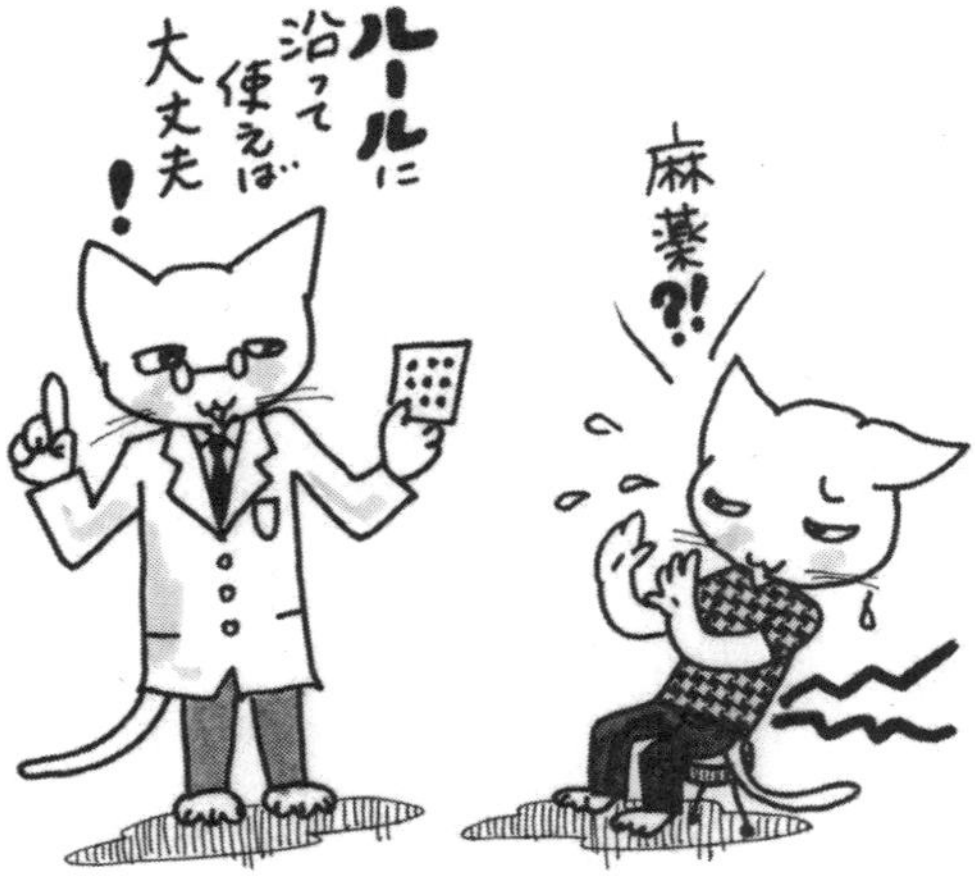

を持つなど、怖いイメージを持つ人も多くいます。

麻薬性鎮痛薬とその関連合成鎮痛薬を総称して「オピオイド」と呼んでいます。アヘン（麻薬の一種）の英語名であるオピウムが名前の由来です。現在、非ガン性の慢性痛に対し、非麻薬性オピオイドが保険適応にされています。オピオイドの一種であるトラマドールを慢性腰痛の患者さんを対象に投与して検証したところ、有意の効果が認められています。

一方で、便秘、嘔気・嘔吐、掻痒感、眠気などのさまざまな副作用があるのも事実です。したがって、薬の投与の仕方には細心の注意と量の調整が重要なのです。

神経障害性疼痛に対して推奨されている薬の第一が、抗うつ剤とプレガバリンという薬剤です。副作用としては眠気、めまい、頭痛、浮腫などが挙げられます。オピオイドと同じく小量から始め、少しずつ増量し、中止する時も徐々に減量していきます。どの薬にも共通して言えるのは、内臓に生じた副作用は外見ではわかりづらく、自覚症状もほとんどないことが多いので、長期にわたって服用する場合は定期的な血液検査などを行うよう医療側は気をつける必要があります。

さらに、痛みが強い場合はトリガーポイント注射やブロック注射などが治療法として選ばれることがあります。最近は、超音波装置を使いながらの筋膜リリース注射を行うクリニックも多くなっています。これは、エコー（超音波診断装置）を用いて診断しながら、生理用食塩水を注射することで、筋膜を剝がして伸ばし、痛みを和らげる治療法です。

2 手術——適応、効果、課題

単純に腰痛のみが症状の主体で、その他の部分、例えば下肢に痛みが及ばない時、手術はほとんど必要がないと言っても過言ではありません。

脊椎の手術の目的は、大きく二つあります。一つは悪いものを取り除くこと、そしてもう一つは不安定なものを固定することです。前者について具体的に述べます。首、胸、腰と続く背骨の中で、首や胸のレベルには脳からつながる中枢神経組織である脊髄が骨に守られるように存在します。この脊髄は第二腰椎レベルの高さまでで、そこから下方は、脊髄からつながる末梢神経の束となります。この束が下方に向かう様は、垂れている馬の尻尾に似ているため「馬尾《ばび》」と呼ばれています。この馬尾が圧迫を受けて神経が障害された症状（しびれ、筋力低下など）が生じた場合や、長距離、長時間の歩行が無理になった場合、この神経から圧迫を取り除くための手術が行われます。

具体的には骨を削り、圧迫部分から神経を解放するのです。

もし椎骨がずれていたり、ぐらぐらしたりと不安定な場合は、固定術が追加される場合があります。骨同士をしっかり固定するために、金属でできた製品が材質改善も含めて日夜研究開発されています。

元々、骨粗しょう症があって骨が脆《もろ》いために背骨の椎体部がつぶれてしまう圧迫骨折は、高齢者特に女性ではしばしば起こります。骨折と名が付いていますが、長い骨と違いボキッと折れたイメージとは異なる骨折で、缶詰の缶を踏みつぶしたような形になります。大きな特徴として、ひどく痛がる人から「いつの間にか骨折」と呼ばれるようにいつ折れたか自覚症状が乏しい人まで、痛みの幅が広いことが挙げられます。そして最初は軽度のつぶれだったのに、体重が加わり続けた結果、次第にその変形が増していく患者さんも少なくなく、こうした例では痛みが長引くことが多いのです。

治療の方法としては、かつてはコルセットなどで外から固めて自然に治るのを待つか、あるいは金属の棒やスクリューなどで後ろから固定する方法のどちらかしかありませんでした。しかし最近では、つぶれた骨の中に硬い物質を入れてそれ以上つぶれないようにする〝経皮的椎体形成術〞、通称〝骨セメント注入療法〞があります。これは背中側から中が空になったストロー状の細い金属管を椎体内に挿し込んでこの管を通して液体状の骨セメントを注入するものです。このセメントの成分はプラスチックの一種で注入後すぐに固まるように設計されています。硬い物が骨の構造の芯に入ることで、それ以上つぶれることを防ぎ、痛みも短時間におさまることが多い方法ですが、欠点もいくつかあり、つぶれた骨はそのままで戻らず、背骨全体の不良姿勢につながってしまいます。

この欠点を補うためにさらに、一九九〇年代の終わりにＢＫＰ（バルーンカイフォプラスティー）と呼ばれる方法が開発されました。これは圧迫骨折でつぶれた椎体の中に入れた風船を広げ、それによって椎体の形をできるだけ元の状態に戻してから、粘度の高い骨セメントを充塡《じゅうてん》することで形を保つ方法です。

二〇一一年には公的健康保険の適応にもなりました。背中に五ミリメートルから一センチメートルの金属管を挿入するための小切開を入れるだけで、手術時間も短く、術後すぐに痛みがなくなる人も多い優れた治療方法と言えます。しかし、前にも述べましたが、腰痛だけの症状では、通常手術に至ることはありません。

何よりも、まず鈍重感を見逃さないことが、腰痛対策の大きな第一歩になることを肝に銘じておいてください。特に、腰痛経験者は、「鈍重感を見逃すな！」です。

おわりに

この本を発刊するにあたり、著者として、その目的を購読していただく皆さまにお伝えしておかなければなりません。街の書店には、腰痛に関する書籍がたくさん並べられています。執筆者も高名な大学の教授、整形外科領域の専門医、スポーツドクター、一流スポーツ選手のトレーナー、理学療法士、鍼灸・マッサージ師など、多職種にわたります。中にはからだの解剖から始まりレントゲン写真やMRI画像まで載せた医学書のような解説書もあり、読み解くには苦労を要します。いずれにしても、これほど多くの腰痛治療専門家が、日本人口の八割と言われる腰痛患者の治療に携わり、「どうにかして少しでもその痛みを和らげてあげたい」との思いで、日々の診療・ケアにあたっています。

残念ながら「腰痛漂流民」という悲しい言葉まで世の中に出回るほど、腰痛に悩み苦しんで生活を送っている方々が多くいらっしゃるのが現実です。なにしろ腰痛の八五パーセントが原因不明なのですから、誠にやっかいです。

本書では、腰痛の前兆とも言える「鈍重感」から腰痛に至るまで、日頃の生活の中で気をつけること。腰痛をきたすリスクをわかりやすく解説し、さらに専門医からあらゆる治療法とその効果を丁寧に説明しています。

第3章では、筆者らが長年研究してきた関節運動学の集大成として発案した内田式骨盤徒手治療法（Uchida Pelvic Manipulation）を紹介しています。ＵＰＭとは、関節運動学を基礎に経絡経穴の考え方を取り入れた最新の治療法であり、これまで多くの腰痛患者を治療してきました。特別な機械や器具を用いずに、痛みを与えることなく、手のひらだけで施術をします。さまざまなアスリートの治療に役立っており、その治療経験を提示しています。診察室で治療するのはもちろんですが、スポーツの競技場の一角でも治療できることが大きな特徴であり、治療を受けた選手たちは、競技に即座に復帰をして活躍することができています。ＵＰＭを施術できる人が多く育ってその手法と考え方が世間に広まり、腰痛で長年悩んでいた方々にとって福音となることを祈ります。

令和元（二〇一九）年一一月

健康リハビリテーション内田病院院長　内田泰彦
よみうりランド慶友病院診療部長　黒柳律雄

著者・監修者略歴

内田　泰彦（うちだ・やすひこ）

一九五六年熊本県熊本市生まれ。

熊本マリスト学園高校卒業。一九八三年福岡大学医学部卒業後、福岡大学筑紫病院消化器科助手を経て、一九九七年一月より医療法人三愛　健康リハビリテーション内田病院院長、同年六月、同理事長。二〇一八年四月、東京健康リハビリテーション総合研究所理事長、現在に至る。

二〇〇八年北京五輪シンクロナイズドスイミング日本代表のチームドクター、二〇一六年リオデジャネイロパラリンピック水泳パーソナルドクターとして現地に同行するなど、一流スポーツ選手の障害治療に数多くの経験を有する。

黒柳　律雄（くろやなぎ・りつお）

一九五六年愛知県豊川市生まれ。

愛知県立時習館高校卒業。一九八〇年金沢大学医学部卒業、名古屋大学整形外科教室入局。この後、愛知県と岐阜県の病院を整形外科医としてローテート。一九九一年一月より東京厚生年金病院（現ＪＣＨＯ東京新宿メディカルセンター）整形外科入職、医長。同院整形外科部長、リハビリテーション科部長を経て、二〇〇六年一月よりよみうりランド慶友病院入職、診療部長、現在に至る。

日本整形外科学会認定医（のちに専門医）。日本リハビリテーション学会専門医。日本関節運動学的アプローチ（ＡＫＡ）医学会専門医。

武藤 芳照（むとう・よしてる）

一九五〇年愛知県大府市生まれ。
愛知県立刈谷高校卒業。一九七五年、名古屋大学医学部卒業後、東京厚生年金病院（現ＪＣＨＯ東京新宿メディカルセンター）整形外科医長を経て、一九八一年より東京大学教育学部助教授、一九九三年同教授、一九九五年同大学院教授、二〇〇九年四月より同研究科長・学部長。二〇一一年四月より東京大学理事・副学長。二〇一三年四月より日体大総合研究所所長等を経て、二〇一八年四月より東京健康リハビリテーション総合研究所所長。東京大学名誉教授。専門はスポーツ医学、身体教育学。

［イラスト］**久保谷 智子**（くぼたに・ともこ）

［協力］
健康リハビリテーション内田病院：神崎かおり、玉田涼、内田奎太郎
東京健康リハビリテーション総合研究所：金子えり子、芦田由可里、山本久子、小川誠、棟石理実、澁谷理穂

腰のケアの基本

腰痛のサイン・鈍重感を見逃すな！

2019年12月 5 日　　初版第 1 刷印刷
2019年12月15日　　初版第 1 刷発行

著　者　内田泰彦
　　　　黒柳律雄
監修者　武藤芳照
発行者　森下紀夫
発行所　論 創 社
東京都千代田区神田神保町 2-23　北井ビル
tel. 03 (3264) 5254　fax. 03 (3264) 5232　web. http://www.ronso.co.jp
振替口座 00160-1-155266

イラスト／久保谷智子
装幀／森田幸恵（森田デザイン事務所）
組版／中野浩輝
印刷・製本／中央精版印刷

ISBN978-4-8460-1867-2　